Erwann Menthéour

Personnalité engagée, Erwann Menthéour est un écrivain et journaliste spécialiste de la forme et du bien-être. Né le 29 juin 1973 à Brest, il est un ancien cycliste professionnel et fut le premier à dénoncer le dopage dans un ouvrage vérité sur le milieu du sport professionnel. Lanceur d'alertes, il combat depuis dix ans les idées reçues en matière d'alimentation, de sport et de santé au travers de ses livres publiés chez Solar et de son site de coaching en ligne Fitnext.com, un site dont l'algorithme développé par une équipe de chercheurs et d'experts de la santé permet à chaque personne de suivre un coaching complet et personnalisé. Son engagement est de nous aider à reprendre le contrôle sur notre corps maltraité par les mauvaises habitudes du quotidien et de faire de nous des « consommacteurs », capables de faire les bons choix pour notre santé. Après *Et si on arrêtait de se mentir* (2014), *Si on décidait d'aller bien* (2015) et *L'Alimentation fitnext d'Erwann Menthéour* (2015), ont paru *Et si on arrêtait d'empoisonner nos enfants ?* et *Fitnext : la musculation bodyweight* chez Solar en 2017.

ÉVOLUTION

Des livres pour vous faciliter la vie !

Scott STOSSEL
Anxiété
Les tribulations d'un angoissé chronique en quête de paix intérieure

Henri JOYEUX & Dominique VIALARD
Tout savoir pour éviter Alzheimer et Parkinson

Norman DOIDGE
Guérir grâce à la neuroplasticité
Découvertes remarquables à l'avant-garde de la recherche sur le cerveau

Danièle FESTY
Mes 15 huiles essentielles
Des solutions garanties faciles à faire soi-même : les indispensables pour se soigner vite et bien

Takanori NAGANUMA
Prendre soin de son intestin
La méthode japonaise pour ouvrir les voies de l'intuition, retrouver l'énergie vitale et renouer avec le moi profond

Idriss ABERKANE
Libérez votre cerveau !
Traité de neurosagesse pour changer l'école et la société

Erwann MENTHÉOUR
Et si on arrêtait d'empoisonner nos enfants ?

Et si on arrêtait d'empoisonner nos enfants ?

DU MÊME AUTEUR
CHEZ POCKET

ET SI ON ARRÊTAIT DE SE MENTIR

ET SI ON DÉCIDAIT D'ALLER BIEN

L'ALIMENTATION FITNEXT
D'ERWANN MENTHÉOUR :
PETIT MANUEL DE SURVIE
ALIMENTAIRE

ET SI ON ARRÊTAIT D'EMPOISONNER
NOS ENFANTS ?

Erwann Menthéour

Et si on arrêtait d'empoisonner nos enfants ?

Avec la collaboration du Dr Bernard Geberowicz

SOLAR
EDITIONS

MIXTE
Papier issu de
sources responsables
FSC® C003309
FSC
www.fsc.org

Pocket, une marque d'Univers Poche,
est un éditeur qui s'engage pour la préservation
de son environnement et qui utilise du papier fabriqué
à partir de bois provenant de forêts gérées
de manière responsable.

ISBN : 978-2-266-28374-8
Dépôt légal : janvier 2018

À mes amours, Margaux et Lou,
mes filles chéries, qui illuminent ma vie au quotidien
et qui lui donnent un sens...

Les deux loups

Un vieil homme veut apprendre à son petit-fils ce qu'est la vie.

— En chacun de nous, il y a un combat intérieur, dit-il au jeune garçon. C'est un combat jusqu'à la mort, et il se tient entre deux loups. Le premier est ténébreux. Il est la colère, l'envie, le chagrin, le regret, l'avidité, l'arrogance, l'apitoiement sur soi-même, la culpabilité, le ressentiment, l'infériorité, la supériorité, les mensonges, la fausse fierté et l'ego. Le second est lumineux. Il est la joie, la paix, l'amour, l'espoir, la sérénité, l'humilité, la gentillesse, la bienveillance, l'empathie, la générosité, la vérité, la compassion et la foi.

Le petit-fils réfléchit pendant un long moment, puis il demande à son grand-père :

— Quel est le loup qui gagne ?

Le vieil homme sourit et lui répond :

— Celui que tu nourris.

(Conte traditionnel cherokee)

Sommaire

Introduction

« Les hommes se souviennent-ils qu'ils ont été des enfants ? » a écrit le grand Charles Bukowski. J'ai toujours beaucoup aimé le style incisif, d'une grande simplicité, sans tabous, de ce vieux Hank ou Buk, selon les surnoms qu'il s'était choisis… En s'inspirant de Bukowski, on pourrait pousser la réflexion jusqu'à se demander parfois si les hommes se souviennent qu'ils ont des enfants. Cette question m'est amenée par un constat évident qui tient en deux points :

- Nous vivons dans un environnement de plus en plus toxique.
- Une grande majorité d'entre nous semble accepter cela comme une fatalité à laquelle on ne peut rien.

Or, comment ne pas comprendre que, si nous ne faisons rien, ce sont nos enfants qui seront les prochaines victimes ? Arrêtons donc de nous voiler la face et agissons. Voilà, c'est dit !

L’enfant à la règle

Je suis dans un train. Devant moi, un petit garçon de 8 ans joue avec une règle en plastique. Il la tord. La tord encore. Il se demande jusqu’où ça peut aller. Il continue. Il continue, j’ai presque mal pour la règle… Lui a l’air de vouloir tester ses limites : jusqu’où se pliera-t-elle sans casser ? Il la tord tellement que ça me paraît improbable, mais pour le moment la règle plie, elle ne rompt pas. Je l’observe, quelque peu amusé, et je me revois à son âge. C’est un enfant, il sait qu’il joue avec le feu, mais il n’a pas conscience des conséquences. Moi, je suis un adulte qui, du haut de ses 43 balais, se dit que la règle va lui péter dans les doigts. Bah tiens… voilà, elle pète ! Le petit garçon s’est fait mal aux doigts. Il est aussi surpris que déçu et honteux. Il s’est dépossédé lui-même d’un objet qui lui était bien utile, et il pleure.

Savoir jusqu’où on peut aller, voilà bien quelque chose d’universel, et qui n’a pas d’âge… Le petit garçon conservera peut-être un morceau de règle cassée dans sa trousse pendant quelques mois. En le regardant, je me dis que nous ne pourrons pas faire la même chose avec le monde. Nous ne pourrons même pas en garder un morceau dans nos trousses. Or, depuis maintenant des décennies, nous agissons avec lui exactement comme cet enfant avec sa règle. Tant de gens se disent : « C’est horrible, ce qui se passe… C’est horrible ce qui va se passer, mais bon… ce n’est pas grave, ça va aller. » Pourtant, lorsque la règle se casse, les choses deviennent irréversibles. On aura beau pleurer, essayer de recoller les morceaux, ce sera trop tard.

Affronter les questions qui dérangent

Pour commencer à réfléchir, regardons-nous deux minutes dans une glace, c'est toujours un bon point de départ. C'est l'occasion de retrouver celui ou celle que l'on était enfant, celui ou celle que beaucoup d'entre nous ont oublié je crois, malheureusement. Comme si nous avions remisé à la cave ou au grenier ces questions qui dérangent, ces questions qui nous ramènent à nos insuffisances d'adulte et à nos contradictions.

Dans mes livres précédents, j'ai essayé de démonter les mécanismes qui nous ont conduits à préparer aux générations futures un avenir bien moins sympathique, bien moins vivable que celui dont nous avons hérité. Pour mieux comprendre. Pour lutter contre ces autres qui semblent si bien décidés à gouverner nos vies. J'ai commencé à disséquer pour vous et avec vous l'influence « sociétale » sur nos choix et nos actions, ainsi que le rôle joué par les plus grandes marques, celles qui appartiennent à ces groupes industriels devenus bien plus puissants que les États : publicités, médias, communication, nous avons tout abordé. Mais ne nous voilons pas la face : le poison s'insinue bien souvent par des voies plus intimes. Ceux qui nous sont le plus proches sont parfois ceux qui le véhiculent, à leur insu évidemment. L'amour, même, peut devenir son premier messager. Vous voyez sans doute déjà ce à quoi je fais allusion. Je parle ici de ce poison que certains parents inoculent bien malgré eux à leurs enfants, qu'ils transmettent à leurs esprits au cours des toutes premières années de leur vie en pensant faire le bien. Ne voyez aucun jugement dans mes mots, j'ai fait partie de ces parents-là, de ces parents qui sont animés par la meilleure volonté du monde, mais qui se trompent.

Des mécanismes imprimés dans l'enfance, dont nous devons nous libérer

Nous restons conditionnés par des réflexes qui continuent de nous entraver comme si quelqu'un d'autre agissait à notre place et, quelque part, à travers nous. Ce sont ces mécanismes imprimés dans l'enfance qui nous « conditionnent », ceux contre lesquels certains passent leur existence entière à lutter avec le fol espoir de s'en libérer, de devenir meilleurs. Les psys postulent que nous agissons en reproduisant les comportements de nos parents ou en nous y opposant : miroir ou répulsion ! Les parents sont l'exemple à suivre pour l'enfant, la vérité, le sens, la loi… Ce que l'enfant découvre pendant ses premières années, ce à quoi il est confronté, les opinions, les habitudes, les comportements, tout ce faisceau d'expériences l'influencera toute sa vie : bienveillance ou violence, gratification ou humiliation, solidarité ou compétition, liberté de se construire ou exigences imposées et bien souvent démesurées, madeleine de Proust ou malbouffe, citronnade d'une grand-mère ou alcool que l'on découvre beaucoup trop tôt et qu'on se prend à aimer…

Mon Dieu, nos parents ou nos grands-parents ont vécu des traumatismes qui peuvent expliquer bien des choses. Pendant des générations, l'éducation fut synonyme de « dressage ». Oui, il fallait reconstruire après la guerre, s'en sortir, réussir coûte que coûte, quel que soit le prix que nous aurions à payer… J'ai longuement réfléchi en pensant à nos enfants, que nous laissons grandir dans un environnement toxique, celui que nous leur avons préparé. Comment agir ? Difficile de ne pas tomber dans le piège de la culpabilité ou, à l'inverse, de ne pas culpabiliser les gens en devenant soi-même donneur de leçons…

La politique de l'autruche pour ne pas voir les choses en face

Et si on arrêtait d'empoisonner nos enfants ?, c'est un peu dur comme titre, non ? D'ailleurs, peut-être ne l'aimez-vous pas, c'est tout à fait votre droit. Peut-être n'avez-vous pas envie d'entendre un truc pareil, mais alors pas du tout. On en a bien assez avec ces tueries partout dans le monde, ces attentats, le chômage installé durablement, la énième crise, les embouteillages, les contraintes de la vie de tous les jours : « Raphaël, arrête de taper sur ta sœur ! », « Louise, sors ce téléphone de ta bouche ! », « Chéri, le petit a encore de la fièvre, il faudrait l'emmener chez le médecin… »

J'ai évoqué avec quelques amis le projet de ce livre que vous tenez entre les mains. Ce sont de jeunes parents, un peu bobos, intelligents, chouettes, actifs, attentifs à leur prochain, et pourtant… Dans la plupart des cas, j'ai recueilli un regard réprobateur, et à défaut un long soupir désabusé. « Raaaah naaaan, Erwann, m'a dit une amie. S'il te plaît, on n'a pas envie d'entendre ça, on veut du *feel good* ! *Pleaaaaase.* C'est vrai. Sinon, on vit plus, quoi, et on ne fait plus rien. »

L'ignorance volontaire, la pensée à court terme et une forme de paresse nous mènent pourtant droit dans le mur, ce n'est plus tout à fait à démontrer…

Pas plaisant à entendre, mais nos enfants sont déjà concernés par de graves problèmes de santé, dus notamment à leur alimentation, sans parler du réchauffement climatique et des enjeux liés à la raréfaction de l'eau. Si nous ne faisons rien, nous empruntons bel et bien la route qui mène tout droit à la sixième extinction de masse… dans moins de cent cinquante ans. Ce n'est pas un discours alarmiste, c'est une réalité. Et c'est demain. Et alors, ce sera pour de vrai, pour de bon. La règle sera cassée. Pour reprendre les mots de cette amie, en effet, lorsque notre espèce, celle des humains, ne sera plus là, c'est certain, on ne vivra plus, on ne fera plus rien.

Pour la première fois, l'espérance de vie commence à décroître

Selon une étude américaine, publiée le 21 janvier 2016 par le Center for Disease Control and Prevention dans une quasi-indifférence planétaire, l'espérance de vie décroît. En France aussi, les décès sont en hausse et les naissances en baisse d'après le rapport démographique de 2015 publié par l'INSEE en janvier 2016[1].

Il y a quelques générations à peine, nos aïeux n'avaient pas fait d'études, mais ils savaient pourtant le temps qu'il allait faire, quand il fallait semer, récolter, ils connaissaient le nom des plantes et celui de chaque vache, les champignons que l'on pouvait manger. Lorsque j'étais enfant, je percevais les adultes comme des héros ; ils en savaient du moins assez pour répondre à toutes mes questions. Mais les choses se sont compliquées. Entre une kyrielle de produits transformés, des OGM, un manque de traçabilité des produits bruts et une hyperindustrialisation de l'agriculture, nous avons perdu prise sur ce que nous consommons et ne pouvons même plus être sûrs de ne pas empoisonner nos enfants.

Des chiffres ?

- Rien qu'en Europe, 100 000 enfants meurent chaque année de maladies causées par l'environnement.
- Depuis trente ans sur notre continent, le nombre des cancers d'enfants augmente de 1,1 % par an.
- À l'échelle de la planète, on compte déjà plus de 42 millions d'enfants obèses – 35 millions d'entre eux vivent dans des pays en développement –, sans parler du diabète, des allergies, des troubles des systèmes nerveux, reproducteur, immunitaire…

Cette explosion des pathologies ne concerne pas que les enfants, évidemment, mais, selon des études indépendantes, un enfant sur deux sera stérile en 2030. Pour la première fois dans l'histoire de l'humanité, les générations à suivre seront en moins bonne santé que celles qui les précèdent. Pour la première fois même, l'espérance de vie s'est mise à décroître. Pire encore, les chiffres actuels ne donnent pas toute la mesure du phénomène : ils se basent, en effet, sur une population née avant la Seconde

Guerre mondiale, et de fait beaucoup moins exposée à nombre de ces poisons d'origine environnementale et alimentaire qui attaquent nos organismes depuis un demi-siècle.

Préparer le monde à l'enfant qu'il va devoir accueillir

Lors de mes conférences un peu partout en France et en Belgique, je rencontre des gens qui lisent mes livres et qui, pour certains, les relisent. Ça m'a d'abord étonné, mais j'ai peu à peu accepté de les croire. D'après eux, ces livres les aident à mettre des mots sur ce qui ne va pas, ce qu'ils vivent comme des souffrances, ce qui est à l'origine de leur profond mécontentement. Or, nous donner les moyens de nous exprimer sur tous les grands sujets de nos vies quotidiennes devrait être le pilier majeur de notre éducation. À défaut, c'est que quelque chose a échoué à un moment donné du parcours, et c'est terrible : les mots construisent le monde ; sans eux, nous sommes désemparés, livrés à la peur et à la haine qui montent, on le voit un peu partout.

Un adulte a le droit de se conduire comme un enfant, mais un enfant n'a pas à devoir se conduire comme un adulte. C'est à l'adulte d'aider un enfant à devenir adulte. L'adulte doit préparer l'enfant au monde et préparer le monde à l'enfant qu'il va devoir accueillir.

Face à l'éducation, au sens large du terme, nous sommes aujourd'hui en situation d'échec, et ce sont, malheureusement, les populations les moins éduquées qui sont les plus vulnérables face à la malbouffe et aux excès de sucre, avec pour conséquence des taux massifs de maladies inflammatoires. Sucre et malbouffe sont tellement réconfortants… Le sucre calme en provoquant des pics de dopamine et d'endorphine, et l'industrie en met partout.

Le terreau d'un autre monde possible

Au-delà de son titre volontairement provocateur, ce livre est un livre pour les enfants, mais à destination des parents. Il vise à démontrer qu'un autre monde est possible en proposant une autre vision. Surtout, il vous donne des moyens pour le faire advenir, des moyens simples, conçus une fois encore pour être à la portée de chacun : éducation, alimentation, prise en charge des pathologies ou bien des addictions. Vous y trouverez une somme de conseils pratiques et d'outils qui vous aideront à mieux agir avec vos enfants en évitant certains pièges invisibles, en vous aidant à sortir des idées, des schémas établis et fermement ancrés en vous depuis l'enfance. Sur chaque sujet, le psychologue Bernard Geberowicz vous proposera des mots et des clés pour mieux communiquer. Sans jamais vous culpabiliser. Avec la satisfaction de voir que le changement est possible et, plus encore, qu'il est à notre portée.

Voilà le terreau ! J'espère que ce livre va planter quelques graines. Les graines d'un monde meilleur pour des générations d'êtres libres, curieux et responsables. Tout simplement des gens heureux et conscients.

1

Un autre monde est possible

Celui qui est maître de l'éducation
peut changer la face du monde.

Leibniz

Rien n'est gravé dans le marbre, mais tout se joue dans la petite enfance. Si certains de nos comportements d'adultes et de nos habitudes nous semblent irréversibles, nos habitudes alimentaires notamment, il n'est pas trop tard pour nos enfants.

J'ai grandi dans une famille où il fallait être performant, et, pour être performant, il fallait être sportif, fort et affûté. De l'alimentation au sommeil en passant par un entraînement millimétré, aucun détail n'était laissé au hasard pour atteindre l'objectif de mon père : faire de ses deux fils des champions ! Le matin, c'était le sacro-saint jus d'oranges pressées pour ses « chevaux de course », car c'est ainsi qu'il nous appelait, mon frère et moi. Les bonnes vitamines, les bons nutriments pour construire un organisme fort, endurant, qui saura soutenir les charges de travail pour atteindre la victoire. À mon tour, j'ai gardé l'habitude de confectionner à mes filles ce fameux jus et le petit déjeuner idéal pour leur permettre d'être performantes et tenir la journée sans flancher.

Pourquoi je vous raconte ça ? Parce que mon père a conditionné mon rapport à l'alimentation et au sport. Il m'a éduqué avec une conscience aiguë de ce qui est bon pour le corps. En cela, je lui suis reconnaissant. Il m'a transmis, dès le plus jeune âge, un « disque dur » du bien-manger sous toutes ses formes. Mes grands-parents paternels étaient agriculteurs : ils m'ont appris la patience de faire naître de belles choses, le goût de la terre, le goût de se faire du bien.

Arrivé à l'âge adulte, j'ai parfois cédé aux sirènes de l'industrie, des fast-foods, de la malbouffe, comme vous parfois, j'imagine… La vie qui s'accélère… Mes mille activités, toujours de plus en plus prenantes… Ce besoin de combler quelque chose par un comportement alimentaire compulsif, de se faire du bien en se faisant du mal, en somme… Mais c'était il y a longtemps. Aujourd'hui, je vais au marché pour choisir les bons produits. J'attache un soin particulier à ce que je vais mettre dans mon assiette et celle de mes enfants. Hors de question que je trahisse ce qu'il y a eu de meilleur dans mon enfance. Que je trahisse ma santé. Que je trahisse mes enfants.

Pour une éducation alimentaire

Depuis l'Antiquité, on s'est interrogé sur l'éducation des enfants, du moins au sein des classes sociales ayant accès au savoir (les plus défavorisés n'ont jamais eu ce loisir, leurs enfants étant appelés à travailler dès que possible pour subvenir aux besoins quotidiens). Une conscience s'est construite autour de l'importance des jeunes générations, de la responsabilité des adultes, du lien entre éducation et évolution de l'espèce humaine dans une logique de progrès. Depuis deux millénaires, les parents tendent à vouloir ce qu'il y a de mieux pour leurs enfants. Leur épargner les difficultés et les souffrances auxquelles les générations précédentes étaient confrontées. Leur transmettre une expérience, pour que leur vie soit simplement meilleure. Parents, professeurs, précepteurs transmettent savoirs et connaissances qui aident les enfants à s'épanouir, à conquérir leur vie.

Aujourd'hui, en France, toute une génération, ou presque, est diplômée. On pourrait croire que le pari est gagné, mais rien n'est moins sûr. Montaigne, le philosophe, avertissait pourtant : « Fâcheuse éducation qu'une éducation purement livresque. » En son temps, il s'élevait contre une forme de pédantisme universitaire privilégiant déjà la formation de spécialistes tous coulés dans le même moule, obéissant aux règles de « ce qu'il faut savoir, faire ou ne pas faire ». Lui pensait qu'il fallait d'abord faire de nos enfants des hommes et des femmes capables d'apprécier… la vie. À travers les défis qu'elle nous impose. À travers aussi toutes les bonnes choses qu'elle met à notre portée.

Dans nos pays industrialisés, nous vivons en matière d'alimentation une situation tout à fait paradoxale et inédite. D'un côté, nous sommes les premières générations dans l'histoire humaine à avoir été épargnées par les famines. D'un autre, nos enfants, dont beaucoup ont grandi en ville, ignorent presque tout des modes de production alimentaire. Ils n'ont jamais appris non plus à faire la cuisine, ni à l'école, puisqu'on ne l'enseigne plus, ni à la maison, puisque leurs parents ne cuisinaient déjà plus. La conséquence, c'est que la grande majorité d'entre eux est presque incapable de préparer un repas, et l'industrie s'est engouffrée dans la brèche avec, on le voit, une explosion des plats préparés et du nombre de repas consommés à l'extérieur. L'autre conséquence, c'est une perte de liberté essentielle, fondamentale, celle de choisir tout simplement ce que l'on mange.

Tout comme Montaigne, je m'interroge. Comment se fait-il que l'éducation alimentaire, une discipline primordiale pour l'avenir de nos enfants, ait été si longtemps écartée ? Parce que cette tâche incombe aux parents, me direz-vous. Certes, mais que se passe-t-il alors si les parents eux-mêmes ne savent pas ? Ou, pire, s'ils ignorent qu'ils ne sont pas dans le vrai ? Nous ne sommes pas tous égaux devant l'accès à certaines informations, nous n'avons pas tous la même disponibilité non plus, ni le même sens de la pédagogie.

Cette désertion du scolaire a des conséquences désastreuses. On a tendance à oublier que les modifications du corps qui se jouent durant les premières années conditionnent l'équilibre ou les déséquilibres de toute la vie. Favoriser la croissance d'un individu, le rendre capable d'être présent et attentif au monde qui l'entoure, créer les conditions de son épanouissement, tout cela est un long chemin, un travail, presque un devoir, sans nul doute la plus noble des causes que nous aurons à servir au cours de notre existence.

Pour une éducation tout court

Peut-être avez-vous succombé vous-même à la mode Pokémon, mais le succès de ce jeu m'effraie. D'un sondage récent, il ressort que 6 millions de Français y jouent. L'application aurait été téléchargée 75 millions de fois à travers le monde. Vous pensez peut-être que c'est un détail, mais il symbolise à mes yeux la grande dérive dans laquelle nous sommes engagés. J'aimerais beaucoup savoir ce que mangent ces 6 millions de joueurs français, le corps et l'esprit tourné vers Pikachu. Nous nageons en pleine ludocratie, au service d'un ultralibéralisme qui nous considère soit comme du temps de cerveau disponible[1], soit comme des parts d'estomac disponibles. Notre rôle se limite donc à être disponible pour acheter ce que les marques ont à vendre, et peu importe le risque sanitaire des produits du moment que l'argent tourne. Nos enfants sont hypnotisés, lobotomisés, pour engraisser un modèle avare et goulu qui, en fin de compte, ne profitera à personne…

La surexposition digitale et magnétique réduit la capacité attentionnelle des enfants et parasite leur développement cérébral. La capacité attentionnelle, c'est être capable de sortir de soi en faisant autre chose : dessin, construction, mais aussi, tout simplement, manger. En grandissant, la capacité attentionnelle détermine la capacité à faire ses devoirs, à jouer de la musique, à créer, à faire à manger, toutes sortes d'activités qui nous permettent d'être en prise avec le réel, avec le monde, de l'apprécier et de savoir y prendre place. Elle permet aux enfants et aux adolescents de réfléchir, de faire des comparaisons, d'appréhender et de comprendre l'environnement dans lequel ils vivent.

On comprend aisément que les enfants, assaillis aujourd'hui par tant de choses qui requièrent et attirent leur attention, aient énormément de mal à se concentrer sur un seul sujet à un instant T. Regardons-nous déjà nous-mêmes : devant nos écrans, nous tentons de travailler entre deux promenades sur Facebook, un coup d'œil à Twitter, et j'en passe... Ne vous est-il jamais arrivé d'aller sur Internet dans le but de chercher une information, puis, par réflexe, d'ouvrir votre page Facebook, ou bien votre boîte mail, tout en répondant à un texto ? Et de vous demander dix minutes plus tard ce que vous étiez venu chercher chez le dieu Google ? Moi, par exemple, je n'aime pas l'avouer, mais ça m'arrive régulièrement.

Connaissez-vous la définition grecque du mot « idiotie » ? *Idios*, en grec, signifie « privé ». Un *idiotes* est une personne privée de la possibilité d'agir en citoyen, d'honorer son rôle public. L'idiotie est une incompétence à la fois éthique et cognitive. Voilà, nous en sommes là. Mais pas nos enfants, pas encore... Et c'est à nous de leur montrer l'exemple. À nous de leur construire un chemin dès leurs premières années.

Agir pour les générations futures

Le cerveau met quinze ans à se construire. Cette construction commence dès les premiers jours de la vie. Même avant la naissance, le cerveau « peut recevoir des empreintes du monde extérieur ». Chaque minute, plus de 2 millions de synapses se mettent place. Il y a quelques années, le neurobiologiste français

Jean-Pierre Changeux[2] rappelait que « ces empreintes épigénétiques [...] sont très liées au milieu culturel dans lequel se développe l'enfant : la relation avec la mère, avec la famille, le langage parlé, la manière dont il est pris en charge[3] ».

En 2013, à la suite d'expériences sur des souris, une équipe de chercheurs de l'université d'Atlanta a mis en évidence le fait que des événements traumatisants provoqueraient des modifications sur l'ADN, avec des effets sur le cerveau et le comportement des générations suivantes[4]. Et les résultats de cette étude seraient transposables à l'homme. Cela signifie que ce que nous vivons a une incidence sur le devenir de nos enfants et des enfants de nos enfants. Le produit de la mutation de nos gènes s'appelle l'épigenèse.

Selon le professeur Marcus Pembrey, du University College of London, cette approche multigénérationnelle ouvre la voie pour mieux comprendre l'augmentation des désordres neuropsychiatriques, de l'obésité, du diabète et des dysfonctionnements métaboliques.

Le voile commence à se lever pour mesurer à quel point nous sommes façonnés par ce qui nous a précédés, génétiquement, psychologiquement et sur le plan de l'environnement, et à quel point nous façonnons ce qui nous succédera sur des générations entières. L'influence culturelle est désormais indéniable. Une autre étude montre que des souris ayant subi une carence alimentaire et soumises à un stress apprenaient mal. Or, même bien nourrie, leur descendance apprenait mal également, et cela pendant deux générations. Explication : mal nourries, les mères n'ont pas donné assez de soins à leurs petits. Cette négligence a sur eux un impact car, « mal élevés » et dotés de faibles capacités, les souriceaux devenus adultes reproduisent ce schéma avec leur propre progéniture… Un cercle vicieux !

L'enfant apprend en imitant, en reproduisant ce qu'il voit, vit et entend. Et l'adulte transmet, ou non, ce qu'il a appris enfant. Les gens qui veillent à l'équilibre alimentaire de leurs enfants, qui cuisinent et qui préparent les repas avec eux sont le plus souvent des personnes ayant reçu ces habitudes de leurs propres parents ou de leurs grands-parents. Avec une forte probabilité que leurs enfants les transmettent à leur tour. C'est un cercle vertueux. L'éducation que nous donnons à nos enfants aura une incidence sur leur santé et leurs habitudes, mais aussi sur celles de leurs enfants, et les enfants de leurs enfants sont ceux qui feront le monde de demain. Nous avons donc un devoir à leur égard. Nous n'avons pas le droit de le négliger.

L'éducation des enfants est primordiale. Comme le rappelle Pierre Rabhi dans le documentaire *Demain*, « la profonde crise que traverse notre époque n'est pas due aux influences matérielles. Elle est à débusquer en nous-mêmes dans cette sorte de noyau intime qui détermine notre vision du monde, notre relation aux autres et à la nature, les choix que nous faisons et les valeurs que nous servons.[5] »

En finir avec les déterminismes

J'ai grandi sous domination. Et quand on grandit avec un père qui domine, notre agressivité est appelée à ressortir à un moment donné de notre vie. Cela fait partie des circuits imprimés. On en devient dépendant.

Le père tout-puissant, qui a alterné violence et amour, m'a rendu dépendant. C'est le syndrome de Stockholm. Une fascination pour la force d'autant plus forte que l'on aura été très souvent humilié. On m'imposait des choses par cette même force. Mon père aura créé un rapport de forces avec son enfant, et celui-ci l'a reproduit vis-à-vis du monde pour s'affirmer auprès des autres. Le sport de compétition en est l'exemple le plus probant. Il est un vrai miroir de notre société, milieu des plus injustes et des plus rudes, où règnent en maître la force et la compétition. Que le meilleur gagne ! Les bons, devant, et les mauvais, derrière ! On y apprend à laisser tomber les autres.

Avec le recul, dans quel monde vivons-nous ? À ce rythme-là, un jour, il ne restera plus qu'un pauvre vainqueur sur terre, seul pour profiter de sa victoire, mais pas longtemps. La compétition développe l'ego, et l'ego isole les gens.

> « La seule habitude qu'on doit laisser prendre à l'enfant est de n'en contracter aucune. Au reste, si l'éducation de la jeunesse est négligée, ne nous en prenons qu'à nous-mêmes, et au peu de considération que nous témoignons à ceux qui s'en chargent.
>
> D'Alembert (1717-1783) »

Le philosophe d'Alembert portait le nom de la chapelle sur les marches de laquelle il avait été abandonné bébé. Bien avant nous, il posait cette idée que les enfants sont l'avenir, le nôtre, celui de l'humanité tout entière. Ce sont eux qui construisent demain, en choisissant, ou non, de perpétuer l'espèce. Ce que l'on vit pendant la prime enfance, on va le reproduire ou on va se construire en opposition, ce qui veut dire que ce qui se passe pendant les dix à douze premières années de notre vie nous positionne quant au monde, nous structure, ou pas.

Je me suis construit en développant un ego qui est devenu mon démon, un démon que je dois dompter chaque jour. Le labeur de toute une vie. Je suis toujours sur la corde raide, mais une chose est sûre : je ne reproduirai pas les mêmes erreurs avec mes enfants. Attention, je ne renie en rien les bienfaits que m'a prodigués le sport de haut niveau. Il m'a inculqué cette connaissance de soi, cette confiance qui lui est inhérente. Bien dosée, la compétition est intéressante, car elle confronte nos enfants à leurs propres limites, les poussant souvent à essayer de les dépasser. Mal dosée, et c'est le cas bien trop souvent, elle peut malheureusement être destructrice.

Tu dois être le premier, mon fils.

Tu dois être la meilleure, ma fille.

Tu dois être devant.

Tu dois gagner.

Et les autres alors ? Sont-ils condamnés à perdre ? À être derrière ? À être mauvais ?

Souhaitons-nous vraiment un monde qui nous oppose les uns aux autres, pour ne pas dire qui nous dresse les uns contre les autres ? Un monde où l'envie d'être le meilleur prend le pas sur le fait de se réjouir des succès des autres ? Où la peur de la différence l'emporte sur la curiosité ? Où la défiance étouffe la confiance ? Est-ce vraiment cela le but de l'éducation ?

Faire la révolution, c'est éduquer des enfants libres

« La vie n'a pas de sens, mais la dignité de l'homme c'est de lui en donner un. » La phrase est belle, elle est d'Albert Camus. À bas les circuits imprimés ! Élevons nos enfants dans la conscience du monde qui les entoure, dans la place à donner à chaque chose, dans le questionnement sur le sens de nos actions. Faisons de nos enfants des guerriers pacifiques. Des êtres d'empathie et de bienveillance plutôt que des individus obsédés par l'avoir.

Les pays scandinaves nous montrent l'exemple. Ils sont tous dans les dix meilleurs systèmes sociaux démocratiques et économiques de la planète. La Finlande, notamment, est en tête du classement PISA (Program for International Student Assessment), qui évalue les systèmes éducatifs des pays de l'OCDE (Organisation de coopération et de développement économiques). Le but du PISA, c'est de comparer, pays par pays, « ce que les élèves de 15 ans savent et ce qu'ils peuvent faire avec ce qu'ils savent ».

Que doivent savoir faire nos enfants de 15 ans aujourd'hui et à quoi doit-on les préparer ? Proposons quatre pistes.

- Réparer les dégâts que nous avons causés.
- Reprendre en main notre biosphère commune.
- Mettre en place des systèmes sociaux économiques équitables et pérennes.
- Être heureux.

Il s'agirait de développer chez eux la conscience et non l'inconscience, la patience et non la course. Je vous rappelle que le temps ne se gagne pas, il se perd toujours.

Autant en faire bon usage, par conséquent, et préférer enseigner la coopération plutôt que la compétition. Nous nous devons de booster leur capacité au bonheur, au savoir-être, à établir leur singularité, à trouver leur place dans un monde toujours en mouvement et en « crise » depuis plus de cinquante ans.

Le plus grand obstacle à ce grand dessein est le mal-être. En France, les chiffres de la consommation de psychotropes (anxiolytiques, hypnotiques, antidépresseurs) par les adolescents sont en hausse. Entre 2011 et 2014, l'expérimentation de psychotropes chez les jeunes de 17 ans est passée de 21,7 à 24,6 %[6].

La Finlande, elle, a compris. Avec 1 million d'élèves et d'étudiants, le pays se classe au deuxième rang mondial en sciences, au troisième en lecture et au sixième en mathématiques.

Cyril Dion s'est rendu dans une école finlandaise, à Kirkkojärvi. L'école toute neuve est située dans un quartier défavorisé de la banlieue d'Helsinki : triple vitrage, panneaux solaires, chauffage à géothermie et briquettes rouges. Autour de l'école ? Un paysage franchement pas joli. On nous présente Kari Louhivuori, le principal, ancien professeur d'anglais, 62 ans et pas du tout envie de prendre sa retraite. Il nous explique que la première chose qui a été pensée dans cette école, c'est l'architecture : harmonie, propreté, lignes, chaque âge, chaque activité possède son propre espace. La Finlande a choisi de mettre au centre de son système éducatif l'élève et non le savoir. C'est le système qui doit s'adapter à la singularité de l'élève, et confiance en est le maître mot. Les établissements ne sont pas évalués, ni les professeurs. Il n'y a pas de système de classement par notation, toutes les écoles se doivent d'être bonnes. Le redoublement est quasi proscrit. Il peut avoir lieu, mais il faut que les parents et le corps enseignant en discutent et l'acceptent d'un commun accord. À l'école, l'élève doit se sentir chez lui, et la relation de proximité, la familiarité, avec les professeurs est vivement encouragée.

Un enfant arrive en courant et se jette dans les bras de Kari, qui le fait sauter en l'air : tout est normal. Même au collège, chacun appelle l'autre par son prénom. Dans les classes, les enfants parlent et s'assoient comme ils le souhaitent ; on voit qu'ils peuvent même lire couchés, et nous ne sommes pas en maternelle, mais face à des enfants de 9-10 ans.

En Finlande, de 7 à 13 ans, c'est l'école fondamentale, le programme est le même pour tous. Entre 13 et 16 ans, les élèves peuvent choisir des matières optionnelles, puis, au lycée, ils peuvent composer entièrement leur programme. En pleine liberté. Le système de notation, qui s'applique à partir de 13 ans, va de 4 à 10, donc pas de zéro humiliant. L'objectif est d'apprendre à apprendre. Tout. Les maths, le finnois, l'histoire, le tricot, le bricolage, comment laver le linge, tanner le cuir, fabriquer des vêtements, travailler le bois, le métal, construire des objets, ranger, nettoyer, dessiner, peindre, jouer d'un instrument… Il faut qu'ils sachent se débrouiller. C'est le but.

Jusqu'à 16 ans, fin de l'école obligatoire, les séances d'enseignement ne durent que 45 minutes, entrecoupées de pauses de 15 minutes. Les classes se composent de quatorze à vingt-cinq élèves pour trois encadrants (professeurs, assistants…), de façon à être le plus proche possible de l'élève. Pour Kari Louhivuori, « tous les élèves finiront par apprendre, seul leur rythme diffère, il faut seulement trouver la porte d'entrée ».

Le système finlandais stipule aussi qu'il est important que les professeurs reconnaissent ne pas avoir la science infuse. Un professeur doit être capable de dire : « Je me suis trompé. » Tout comme un parent. Avec ma petite dernière, il m'arrive de me tromper, de surréagir ou de mal réagir. Dans la mesure du possible, j'essaie de revenir vers elle : « OK, je pense que j'ai été injuste. » C'est un truc que nous avons instauré ; je prends la voix d'un ogre, ce qui permet de désacraliser le moment. Chacun joue le jeu, donnant-donnant. Nous avons un mot codé : vérité…

“ Pour aller plus loin, je vous conseille de vous pencher sur d'autres expériences tout aussi géniales, et il en existe des milliers. Ne serait-ce qu'en France, vous trouverez :

- **la Ferme des enfants,** créée par Sophie Rabhi, fille de Pierre Rabhi, dans le hameau des Buis, petit écovillage initié avec son compagnon en Ardèche ;
- **l'école du Colibri,** dirigée par Isabelle Peloux dans l'écocentre des Amanins ;
- **la Living School** du 19e arrondissement de Paris ;
- **la petite école Montesourire,** dans l'écoquartier Beauséjour, à La Réunion.

Tout n'est pas perdu : il se fait, à beaucoup d'endroits, des choses assez fantastiques. ”

Nos mots construisent leur monde : le « tout-compétition » est un suicide

L'idée ne date pas d'hier. Albert Jacquard, chercheur généticien, penseur et essayiste, directeur de recherche à l'Institut national d'études démographiques et membre du Comité consultatif national d'éthique, l'énonçait en 1994 déjà[7], il y a plus de vingt ans ! Cet homme merveilleux expliquait dans une interview à la RTBF à quel point nous courons dans la pire des directions, et ce à une allure effrénée : direction de la compétition, direction de la destruction des uns par les autres, une pure folie selon lui. La compétition ne peut pas être le moteur de nos sociétés occidentales : « Passer devant l'autre est un comportement suicidaire. Puisque, pour devenir moi, j'ai besoin du regard de l'autre, j'ai besoin de tisser des liens avec lui. En entrant en compétition avec cet autre, je ne tisse pas de liens. Je suis seul. Je n'existe plus. »

Que signifie « être le meilleur » ? Faire acte de soumission et de conformisme, en se soumettant à un savoir unilatéral ? On sélectionne aujourd'hui les gens qui entrent à qui mieux mieux dans un même moule, alors que le monde a besoin de singularité et d'innovation ! Albert Jacquard prenait l'exemple des premières années de médecine, censées préparer nos futurs sauveurs, nos futurs chercheurs. Il évoquait la rude compétition qui y règne, poussée parfois même par les enseignants. « Préparer un futur médecin en lui donnant une mentalité de tueur, il y a quand même quelque chose qui cloche ! » Depuis, peu de choses ont changé.

Mettons la société au service de l'école et pas l'école au service de la société, comme aurait dit Gaston Bachelard. Aidons à faire advenir une génération capable de relever les défis du XXIe siècle et faisons de l'alimentation un marqueur de progrès. Montrons l'exemple. Faisons confiance à notre jeunesse. Aidons-la et donnons-lui les moyens.

Le bien-être passe par la bonne santé, et donc par l'assiette

Dans nos sociétés protégées, la plupart des enfants mangent à leur faim, mais l'évolution récente de notre alimentation les expose à une forme de surabondance alimentaire faite pour l'essentiel de produits transformés et industriels, ainsi que de fruits et de légumes chargés de pesticides. Pourtant, la plupart des gens ne s'imaginent pas à quel point la croissance d'un enfant est liée aux apports nutritionnels que l'on va lui donner, tant sur le plan organique que sur le plan intellectuel. Les échanges entre les deux parties du cerveau et les neurones sont, en effet, directement conditionnés par un matériel d'origine nutritionnel. Celui-ci pèse bien plus que le patrimoine génétique.

Le fond nutritionnel est la base de l'alimentation, le socle, un chêne qui permettra ensuite aux enfants de palier les excès de produits toxiques. C'est une carte vitale ! Il leur fournit le matériel immunitaire pour lutter contre les agressions environnementales, alimentaires et magnétiques auxquelles ils sont constamment soumis dans notre monde occidental.

La pandémie d'obésité, qui a commencé aux États-Unis, atteint désormais la France, malgré notre longue tradition culinaire. Hervé This, grand scientifique féru de gastronomie, milite pour la réintroduction de l'enseignement de la cuisine à l'école : « Si l'on admet que l'école a pour mission d'aider les citoyens à vivre en bonne santé, de transmettre des méthodes pour vivre mieux, alors l'école doit enseigner la cuisine. Il s'agit d'un enseignement civique. » Certains pays ne l'ont d'ailleurs jamais abandonné, et beaucoup d'autres y reviennent : le Japon, l'Espagne, certains Länder allemands…

Ma fille Lou a la chance de bénéficier d'un bon fond nutritionnel, parce que nous avons fait attention. C'est une enfant, et donc il lui arrive, bien entendu, de manger des produits pas très recommandables quand elle va à un anniversaire ou qu'elle mange à la cantine, comme tous les autres enfants. Rien de dramatique à cela ! Nous vivons et évoluons dans une société telle, qu'imposer à nos enfants des règles trop strictes et leur demander de les respecter quoi qu'il en coûte finirait par les marginaliser, puis par engendrer de la souffrance. Il est évident que ce n'est pas le but à atteindre. Ce qui compte, et qui est fondamental, c'est de leur donner des habitudes, dont ce fameux fond nutritionnel. Leur apporter à la maison ce qu'ils ne trouveront pas chez les copains ou bien à la cantine. Notre responsabilité n'est pas d'empêcher nos enfants de manger des bonbons ou, pire, de les priver d'anniversaires, mais c'est de veiller sur ce qui se passe à la maison, de leur expliquer, de leur montrer le chemin. C'est aussi nous qui faisons les courses, et ne pas avoir d'aliments toxiques dans nos placards, c'est déjà une bataille de gagnée.

La deuxième bataille, c'est apprendre à dire non – « Lou, le Coca, c'est niet ! » –, ce qui est particulièrement difficile. « Les racines de l'éducation sont amères, mais ses fruits sont doux », disait Aristote. Je suis tellement d'accord avec lui… Moi-même, je préférerais parfois m'enfuir et m'enfermer dans un placard plutôt que de contrarier mes filles. Mais c'est de leur vie qu'il s'agit, pas seulement d'un instant ! Ma fille sait qu'une alimentation toxique est une maladie grave. La mort et la maladie sont très présentes chez nous, ce qui est plutôt tabou dans les sociétés occidentales. Elle a vu son oncle mourir, et parce que nous l'avons vécu au plus intime, cela donne un sens à notre vie. Elle sait que la consommation régulière de sodas provoque des maladies, mais qu'il ne lui est pas interdit d'en boire chez une copine. Ce qui compte, c'est son fond nutritionnel. En réduisant au quotidien les pollutions alimentaires auxquelles l'ensemble de la population est exposé, on augmente son immunité, donc sa capacité à résister à ces mêmes pollutions. Bien faire manger nos enfants, c'est leur forger un système immunitaire fort ; dans le monde de demain, on aura besoin de héros, alors c'est maintenant qu'il faut travailler pour eux !

On aime

- Les produits d'origine biologique, sans pesticides.
- Les laits végétaux.
- Le calcium présent dans les brocolis, les épinards, la mâche et les crucifères, dans les fruits, les condiments, comme l'ail et l'oignon, et dans certains poissons, comme les sardines.
- Les produits bruts et authentiques.
- Le sport.
- Les activités manuelles et artistiques.
- Ne pas acheter ce que nous ne voulons pas que nos enfants mangent.

On combat

- Le tabac et, pire, le fait de fumer dans la même pièce que nos enfants.
- La saturation de sucre : sodas, produits transformés, bonbons, plats préparés industriels, céréales industrielles du petit déjeuner.
- Les produits laitiers de vache.
- Les fast-foods.
- Les additifs alimentaires ; pour cela, il faut bien lire les étiquettes sur les produits (en même temps, elles ne sont pas là pour faire joli).

Ce qu'il faut retenir

- Ce que nous vivons dans notre enfance aura une incidence non seulement sur nos propres enfants, mais sur les enfants de nos enfants et sur les générations suivantes.
- Le « plug-in » que l'on place dans la tête de nos enfants quand ils sont jeunes les conditionne pour toute la vie.
- L'alimentation est la première discipline qui devrait être apprise aux enfants pour leur permettre de se composer un fond nutritionnel solide et sain.
- La « ludocratie » (jeux digitaux) fait peser sur la jeunesse un risque majeur, car elle dévore les corps et les esprits.
- Nos gestes construisent le monde, mais nos mots aussi : nous devons donc apprendre à parler et à lire à nos enfants.

Le point de vue du Dr Geberowicz

Si vous souhaitez tenir un discours serein à votre enfant, commencez par avoir un dialogue clair avec l'autre parent (même, voire surtout, si vous êtes séparé de lui). Deux personnalités, deux caractères différents, des compétences peut-être complémentaires, mais une cohérence dans les valeurs et les objectifs éducatifs.

Je sais que le temps n'est pas extensible. Toutefois, essayez de vous retrouver en famille pour des échanges sur certains sujets. Sans enjeu personnel ou narcissique. Défendez vos points de vue, sans vouloir avoir raison sur l'autre. Prenons un exemple : ce premier chapitre vous propose un thème : « un autre monde possible ». Quel monde voulons-nous laisser à nos enfants ? Il pose la question de nos convictions de nos engagements, locaux ou plus globaux, mais aussi une interrogation : à quels enfants voulons-nous laisser notre monde ? Êtes-vous optimiste, sceptique, pessimiste ?

Je remarque dans mes consultations qu'on pense connaître les positions de l'autre. En êtes-vous si certain ? Les parents ne doivent pas se croire obligés de parler à leur enfant d'une seule voix. Chacun peut parler de soi avec ce qu'il est, mais les deux parents doivent faire en sorte d'avoir des discours cohérents, qui se rejoignent. Ainsi, quand l'un d'eux dialogue avec son enfant, il se sent soutenu et assuré.

2

L'avenir d'une civilisation tient dans le ventre de ses enfants

À quel moment le cerveau fut-il élevé au rang de grand régisseur de notre être ? Difficile à dire. Dans la période récente, de plus en plus de travaux scientifiques montrent pourtant que des choses cruciales se jouent aussi au niveau du nombril. Le bon sens populaire ne s'y était pas trompé : ne dit-on pas « avoir la peur au ventre », « avoir quelque chose dans le ventre », « avoir mal aux tripes » ? Pensez-vous que ce soit anodin ?

Le rôle fondamental de l'intestin

La médecine traditionnelle indienne, l'ayurvéda, ou la médecine traditionnelle chinoise placent le ventre au centre des choses. C'est le foyer d'où irradie l'énergie, notre énergie. Les médecines traditionnelles sont souvent bien mieux à l'écoute du corps que notre médecine moderne.

Chaque médecine appartient à un contexte culturel. En Occident, on considère le corps comme une collection d'objets, d'organes, que l'on traite indépendamment les uns des autres. Ainsi, le foie d'un enfant sera traité sans forcément prendre en considération son terrain, son alimentation, ses autres maux, ses autres organes… et, bien souvent, il sera aussi traité de la même manière, c'est-à-dire avec le même traitement, que celui de tel ou tel autre enfant atteint des mêmes troubles, sans tenir compte ni de son passé ni de l'environnement dans lequel il évolue. Je m'explique : chaque foie évolue dans un milieu dont le pH est conditionné par l'alimentation. Le foie est une usine de traitement des déchets. Il ne réagira pas de la même façon selon que l'enfant consomme des aliments toxiques ou qu'il dispose d'un fond nutritionnel sain. C'est du bon sens, non ? De même, le stress auquel chaque enfant est soumis va conditionner le sang et la lymphe dans lesquels son foie va évoluer. Or, cette médecine « objectiviste » (occidentale) héritée des Lumières (Descartes…) traite un organe, une maladie, mais pas l'origine du mal. À l'inverse, la médecine chinoise s'intéresse à l'ensemble, aux relations entre les différentes parties du corps ; c'est une vision holistique. Elle dit que, pour guérir l'enfant malade, il faut trouver la source de la maladie, la cause. J'adhère à cette vision pour la simple raison que chacun de nous est une entité à part entière, avec son propre héritage, soumise à son propre milieu, et dont toutes les parties sont interconnectées.

À travers cette approche globale du corps, nous nous apercevons depuis quelques années de l'importance du ventre dans la cause de nombre de maladies. Il est le lieu de transit et de transformation de tout ce que nous ingérons, de tout ce dont nous avons besoin pour vivre. Il est la ligne de vie et d'énergie de notre santé.

Joël Doré, directeur de recherche à l'INRA et directeur adjoint de la très grosse unité Microbiologie de l'alimentation au service de la santé humaine, explique très justement que, si l'axe de communication du cerveau vers l'intestin *via* le nerf vague était bien connu de la science[1-2], l'axe inverse venait d'être démontré par les recherches conduites ces quinze dernières années. On sait donc désormais qu'il s'agit d'un dialogue.

Le cerveau peut induire des symptômes, mais, à l'inverse, les micro-organismes présents dans l'intestin envoient des signaux vers le cerveau qui peuvent moduler un certain nombre de nos fonctions cérébrales. Et l'intestin se montre particulièrement bavard : pour un message envoyé du cerveau à l'intestin, ce dernier en fait remonter… sept. Le ventre est une vraie pipelette, en particulier celui des enfants !

Nos intestins contiennent 200 millions de neurones capables d'établir des communications nerveuses, c'est-à-dire autant de neurones que dans le cerveau d'un chien ou d'un chat, animaux qui, faut-il le démontrer, sont particulièrement intelligents. De leur côté, les micro-organismes qui sont hébergés dans les intestins fabriquent des tas de molécules différentes. Une fois dans le sang, celles-ci peuvent circuler librement dans l'ensemble de l'organisme et atteindre le cerveau, pour certaines d'entre elles, ainsi que d'autres organes. L'ensemble de ces micro-organismes s'appelle le « microbiote ». Autrement dit, nous ne sommes pas des pyramides régies par un gros encéphale qui dicterait sa loi du haut vers le bas à tous les autres organes. Nous sommes un tout. Je dirais même plus : nous sommes un ventre !

Notre intestin est notre deuxième cerveau

Le Ventre, notre deuxième cerveau est le titre d'un documentaire réalisé pour Arte par Cécile Denjean[3], documentaire que je conseille à celles et ceux qui veulent aller plus loin. Michael Gershon, chercheur à l'université Columbia, à New York, y explique : « Digérer est un processus extrêmement compliqué ; d'ailleurs, c'est très difficile à reproduire en laboratoire. Ces 200 millions de neurones ont pour tâche de décomposer la nourriture en minuscules molécules afin que l'organisme puisse les absorber et les utiliser pour fonctionner en les transformant en énergie. Pour faire cela, nous avons besoin d'une grande puissance nerveuse. Nos deux cerveaux se ressemblent comme des frères. Système nerveux central pour le cerveau du haut, système nerveux entérique pour le cerveau du bas. »

L'origine de ces deux cerveaux séparés réside dans un processus de délocalisation. Délocaliser, on le sait, c'est transférer une activité d'un point à un autre, en général pour augmenter sa productivité. Délocaliser le travail en périphérie s'avère en effet plus efficace que faire grossir sans fin le centre original de décision. Il y a de ça entre le cerveau et l'intestin. À Nantes, le chercheur Michel Neunlist est l'un des experts mondiaux du système nerveux entérique[4]. Pour lui, dans l'histoire du cerveau du haut et du cerveau du bas, le cerveau originel, c'est... l'intestin !

Le cerveau originel

En remontant très, très loin dans l'histoire de la vie, les organismes primitifs, pluricellulaires, étaient formés exclusivement d'un tube digestif. Et c'est au sein de ce tube digestif que s'est développé le système nerveux entérique. La voie évolutive qui a conduit jusqu'à l'homme est une évolution vers plus de complexité.

Chez les ancêtres de nos ancêtres, l'encéphale est apparu en même temps que les yeux et les oreilles. Le fait de voir et d'entendre s'avéra très utile pour chasser et trouver de la nourriture. Il fallut ensuite consommer, et imaginer des manières de transformer les aliments bruts en « carburant ». La réponse fut trouvée... en pensant. Avec la domestication du feu. Lorsque la cuisson permit de prédigérer des aliments non comestibles autrement. C'est en réalité ce que s'évertuent à faire les neurones et les bactéries logées dans notre intestin. Ils chauffent notre nourriture à l'aide d'enzymes pour en extraire les molécules nécessaires à la production de notre énergie[5].

La préparation et la cuisson jouent donc un rôle très important puisqu'elles facilitent cette tâche si importante qu'est la digestion. Sans cette division des tâches entre intestin et cerveau, nous consacrerions encore toute notre énergie à digérer, digérer et digérer encore… décidément, la nature est bien faite !

Nous avons donc perdu du ventre et gagné du cerveau, en parvenant à extraire plus d'énergie de nos aliments. Et si notre cerveau « du haut » existe, c'est pour mieux nous nourrir. Langage… écriture… technique… technologie… sont arrivés ensuite. Pour atteindre ce stade d'évolution, l'homme eut besoin d'un gros cerveau, et celui-ci est très gourmand en énergie : près de 20 % de l'énergie que nous produisons, alors qu'il représente seulement 2 % de la masse corporelle. Cette proportion est encore plus élevée chez les enfants au début de la croissance, au moment où le cerveau grandit très vite.

Mais revenons aux deux cerveaux. Pourrions-nous donc penser d'un côté et digérer de l'autre ? La réalité est bien évidemment plus complexe. En réalité, nos deux cerveaux discutent en permanence et parlent le même langage. Ils utilisent les mêmes mots.

Petit moment pas trop technique sur la porosité intestinale

Notre intestin est comme un gros tuyau couvert de poils de moins d'un millimètre, appelés « villosités intestinales ». Ils forment une petite moquette compacte. Chaque poil est revêtu d'une couche de cellules, les entérocytes, qui fabriquent des enzymes. Ces enzymes ont une baguette magique pour réduire les protéines en acides aminés, les glucides en sucres simples et les molécules de graisse en acides gras. Acides aminés, sucres simples et acides gras sont alors assimilés par les entérocytes pour commencer leur voyage dans le sang. Ils vont nous apporter du carburant pour que nous puissions conduire les enfants à la danse, au judo, que nous leur fassions faire leurs devoirs et tant d'autres activités qui rythment frénétiquement la journée des parents.

Entre les entérocytes, il existe des passages très étroits, de toutes petites ruelles appelées « jonctions serrées ». Ce sont ces espaces qui contrôlent la perméabilité de l'intestin. Ils bloquent les molécules insuffisamment digérées par les entérocytes ; trop grosses, elles ne peuvent pas passer. Cependant, lorsque les jonctions serrées sont altérées ou enflammées, elles s'élargissent et laissent passer ce qui ne devrait pas passer.

Bienvenue dans le langage des neurones

Les neurotransmetteurs sont comme des mots émis par les neurones. La neurotransmission est le langage des neurones, et la sérotonine est l'un de ces mots.

Pour le cerveau « du haut », sérotonine veut dire « bien-être ». Pour celui « du bas », l'intestin, elle rythme notre transit et régule notre système immunitaire. La plus grosse part de cette sérotonine, 85 %, est produite dans notre ventre. Elle agit dans l'intestin, bien sûr, mais, libérée dans le sang, elle agit aussi dans le cerveau, en particulier dans l'hypothalamus, qui est une zone de gestion de nos émotions. Ainsi, le ventre peut lui aussi influencer nos émotions.

Comment est-ce que ça marche ? Une partie de la sérotonine passe dans le sang et remonte jusqu'au cerveau, comme un facteur qui, chaque jour, livre le courrier. Une fois dans le cerveau, la sérotonine est réutilisée par les neurones cérébraux comme messager pour réguler nos émotions, notre sommeil, notre anxiété, notre irritabilité, etc., or il se trouve que l'excès de sucre entraîne un déficit en sérotonine. On comprend donc aisément que c'est toute cette régulation qui se trouve perturbée.

Notre flore intestinale se constitue entre 0 et 3 ans

Nos neurotransmetteurs sont sous influence, leur bon fonctionnement dépendant de l'environnement dans lequel ils vivent, de l'ensemble des micro-organismes qui, dans notre intestin, composent le fameux microbiote.

Qu'est-ce que c'est que ce microbiote ? Pour résumer : 2 à 3 kilos de micro-organismes – bactéries, champignons, virus – qui ont choisi de vivre bien au chaud dans notre intestin. Pas de panique : c'est ce qu'on appelle l'« écosystème intestinal », et encore plus couramment la « flore intestinale ». L'ensemble de ces micro-organismes s'installe progressivement après notre naissance, et ils ont pour objet d'établir le bon dialogue avec nous. Ils jouent un rôle actif pour différentes fonctions de notre organisme qui visent à nous maintenir en bonne santé. Par exemple, ils produisent les vitamines et les acides gras, qui seront ensuite absorbés pour passer dans le sang. Ils jouent un rôle précieux dans la maturation du système immunitaire, dans l'intestin bien sûr, mais aussi au-delà, puisqu'ils voyagent dans tous les sens dans le sang.

> “ Votre microbiote pèse environ 2 kilos, soit peu ou prou le poids de votre cerveau. ”

Cette flore intestinale se constitue entre le troisième mois de grossesse et les 4 ans de l'enfant, c'est pourquoi il faut tout mettre en place pour qu'elle puisse se construire avec les bons matériaux, et ce dès la naissance de nos bambins. C'est la condition pour qu'ils disposent d'un bon système immunitaire ! Comme disait Rabelais, il faut que le ventre soit content, car quand le ventre est heureux, tout va bien. En langage populaire, ça donne « la panse, c'est la danse », ou encore « quand l'appétit va, tout va ».

« Faire ventre », c'est faire grimper son portefeuille d'actions, faire fructifier son patrimoine : un microbiote bien constitué saura protéger efficacement l'enfant des infections.

Voici comment se constitue notre microbiote. À la naissance, des bactéries arrivent : imaginez une salle de concert, Beyoncé au Parc des Princes. Premiers arrivés, premiers placés. Les plus grands fans, ceux qui applaudiront le plus, devront être au premier rang, et s'ils arrivent en retard, on ne les entendra pas applaudir, car ils seront dans le fond, debout, sans voix à force de s'égosiller ou bien couchés par la fatigue. Les premières bactéries prennent donc des places assises et s'installent. Et plus il y a de monde, plus les dernières bactéries arrivées vont avoir du mal à s'accrocher. Or, parmi ces dernières venues, il y a sans doute de bonnes bactéries, utiles pour toute la vie. C'est la raison pour laquelle il faut, dès la petite enfance, que les bonnes bactéries s'installent en premier, car ce sont elles qui vont sélectionner les nouvelles arrivantes, jusqu'à se stabiliser et composer une flore personnelle, aussi unique qu'une empreinte digitale. Deux enfants ne posséderont jamais le même microbiote. Chaque microbiote est unique.

Notre microbiote est une partie de notre identité

La période clé, c'est jusqu'à 3 à 4 ans. C'est un moment absolument essentiel dans la constitution du microbiote. On pensait l'embryon stérile, mais des travaux ont montré ces dernières années que le microbiote de la mère pouvait avoir un impact sur le développement fœtal, certaines molécules passant la barrière du placenta.

Si la maman prend des antibiotiques, si le bébé prend des antibiotiques, s'il naît par césarienne, si l'on nettoie tout, tout le temps et sans cesse autour de lui, on va diminuer son contact avec les bactéries et, par là même, on appauvrit son microbiote et on accroît le risque de maladies, qu'elles soient ou non intestinales.

Cette flore intestinale est une barrière qui empêche la diffusion des agents pathogènes susceptibles de provoquer le développement de maladies : notre immunité est conditionnée à hauteur de 70 % par notre écosystème intestinal. Vis-à-vis de nos enfants, c'est donc une absolue priorité !

Mode d'accouchement et microbiote

Les premières bactéries rencontrées au début de la vie dépendent du mode d'accouchement. S'il se fait par voie basse, ce sont essentiellement des bactéries de la filière génitale de la mère. S'il se fait par césarienne, on va plutôt rencontrer des bactéries cutanées. Cette différence va se retrouver plus tard, les enfants nés par voie basse et ceux nés par césarienne ayant tendance à développer des pathologies différentes. Les premiers habitants de l'intestin ont une incidence sur les années ultérieures, même si la chose va tendre à s'estomper dans le temps.

Alors, comment maintenir l'ordre et tenir tous ces micro-organismes bizarres en respect ? Le corps humain fabrique ce qu'on appelle un « autovaccin permanent intestinal », le GALT (Gut-Associated Lymphoid Tissue).

Le GALT est un ensemble de tissus de différentes natures (lymphoïdes, muqueux et locaux) ainsi que de bactéries diverses. Tissus et bactéries travaillent en collaboration étroite pour lutter contre les envahisseurs de tous types. Ce sont nos cellules immunocompétentes, de vrais petits gendarmes.

Ce qu'on sait aujourd'hui, c'est que ces petits gendarmes peuvent voler au secours d'autres « sites » (comme on dit dans le jargon médical), comme les bronches, les glandes mammaires ou les voies urogénitales, par voie lymphatique. La lymphe est ce liquide biologique blanchâtre qui baigne nos organes et qui transporte des déchets : elle s'empare des microbes et les transporte jusqu'à un ganglion qui se chargera de les détruire. Elle joue donc un rôle très important dans notre système immunitaire, un peu comme une police fédérale ou bien l'ONU, à échelle plus grande. Ces cellules sont sans cesse en état d'urgence, car constamment en contact avec nos antigènes digestifs microbiens, la petite racaille qui traîne dans notre ventre, nos mauvaises bactéries. Du coup, elles permettent de maintenir la police en forme et en état d'alerte ; il faut vraiment de tout pour faire un monde…

Les maladies du ventre et de la tête

Il est aujourd'hui scientifiquement démontré que la qualité de notre écosystème intestinal conditionne la prévalence d'un grand nombre de maladies inflammatoires, comme l'obésité, les maladies auto-immunes, les allergies, la maladie de Crohn, le syndrome de l'intestin irritable et de diverses autres maladies qui polluent le quotidien de nos enfants dès le plus jeune âge.

La gastro-entérologie est une spécialité très ancienne – les troubles digestifs sont parmi les pathologies les plus fréquentes –, mais ce sont les techniques développées depuis une quinzaine d'années qui ont permis d'observer le microbiote.

À l'hôpital de Nantes, qui reçoit chaque année 2 000 malades atteints de la maladie de Parkinson, Michel Neunlist a prouvé que l'on pouvait diagnostiquer cette affection à partir d'une simple biopsie intestinale, et bien sûr du vivant du patient. Une biopsie de routine porte sur 150 neurones, et leur état en dit long sur l'état de notre cerveau. Or, dans ces biopsies, l'équipe de Nantes a constaté les mêmes liaisons que celles trouvées dans le système nerveux central des malades de Parkinson. On peut voir ce qui se passe dans le cerveau à partir de ce qui se passe dans le ventre. Reste à savoir maintenant si cela peut fonctionner pour d'autres affections : maladie d'Alzheimer, autisme, pathologies psychiatriques, etc.

Dans les pathologies neuropsychiatriques, comme l'autisme, un certain nombre d'arguments plaident en faveur d'un lien avec le microbiote. Les autistes souffrent en effet, plus que les autres, de troubles intestinaux, de constipation notamment. Certains travaux postulent que, si l'on améliore l'état digestif, on améliore l'état général de ces patients.

De son côté, le professeur Belpomme, cancérologue et enseignant à l'université Paris-Descartes, président de l'ARTAC (Association pour la recherche thérapeutique anti-cancéreuse), alerte depuis longtemps sur l'explosion des maladies infantiles (cancers, autisme encore), dont les causes sont, selon lui, largement d'ordre environnemental.

En Europe et aux États-Unis, l'autisme est passé de 1 pour 5 000 à 1 pour 68 en dix ans. Les critères de définition de la maladie ont été élargis, l'autisme ayant été englobé dans un ensemble intitulé « troubles envahissants du développement ». Cela peut expliquer en partie l'augmentation de la prévalence de cette maladie, mais cela ne suffit pas à expliquer cette inflation en un peu plus d'une génération seulement. À ce stade, on ne peut plus parler de maladie rare.

Dans son dernier livre, Dominique Belpomme[6] évoque les recherches du professeur Luc Montagnier, biologiste et virologue français, prix Nobel de médecine 2008. Le professeur Montagnier explore la piste microbienne comme facteur déclencheur de l'autisme chez l'enfant. Bien que ses recherches soient encore à prendre avec précaution, il n'écarte plus l'hypothèse selon laquelle, en modifiant la microflore intestinale à l'aide d'un dosage antibiotique extrêmement précis, on pourrait atteindre une forme de guérison. Et les premiers résultats semblent encourageants !

L'environnement a une grande part de responsabilité dans la naissance des maladies, en particulier chez les enfants, dont il met à mal les défenses immunitaires. On y reviendra, mais les antibiotiques et les OGM sont les substances les plus nocives pour notre écosystème intestinal. Lorsqu'un enfant y est exposé au cours des trois premières années de sa vie, c'est son capital immunitaire qui est directement entamé et sa capacité future à lutter efficacement contre les agressions.

Les gènes et le microbiote

En 2010, des chercheurs ont publié la carte du génome bactérien de l'homme, mettant au jour plus de 3 millions de gènes*. L'une des découvertes les plus spectaculaires, c'est que les hommes peuvent être répartis en trois groupes selon la population vivant dans leurs intestins.

* INRA : étude du génome de notre microbiote, programme Meta Hit, microbiologiste Dusko Ehrlich.

Ces groupes s'appellent des « entérotypes ». Leurs différences résident dans leur capacité à produire de l'énergie, tous produisant des vitamines, mais à des degrés différents. On ne sait pas encore ce qui détermine ces entérotypes, mais on sait que ce n'est ni le sexe, ni l'âge, ni la provenance. C'est une méthode de diagnostic révolutionnaire. Les chercheurs ont repéré déjà une prédisposition au diabète de type II, aux maladies cardio-vasculaires, à celles du foie ou à l'obésité... juste en examinant le microbiote des personnes.

En étudiant le microbiote de personnes atteintes d'obésité, le chercheur Patrice Cani, de l'université de Louvain, en Belgique, a observé qu'une bactérie très abondante dans l'intestin de personnes en bonne santé était très rare chez les personnes obèses. Pour comprendre la fonction de cette bactérie, les chercheurs ont administré une alimentation extrêmement riche à un groupe de souris porteuses de cette bactérie dans leurs intestins. Parallèlement, ils ont administré la même alimentation à un autre groupe de souris non porteuses de la bactérie. Même alimentation riche et grasse, mais les animaux porteurs de la bactérie grossissent deux fois moins que les autres, leurs tissus adipeux stockant moins d'énergie. Conclusion : cette bactérie active des gènes qui induisent à leur tour une surcapacité à brûler les graisses. Aujourd'hui, les chercheurs estiment que l'obésité est due pour 10 % à des facteurs génétiques, pour 10 % à des bactéries et pour 80 % à notre comportement...

Faire fructifier son patrimoine

Ça semble évident, mais on tend trop souvent à l'oublier : notre nourriture est notre carburant.

Manger des produits de saison n'est pas un truc de bobos ou une mode. Si l'on mange des tomates en été et des légumes-racines ou des légumineuses en hiver, c'est parce qu'ils n'ont pas la même densité, ni les mêmes apports. Ils correspondent à nos besoins. La tomate est là pour nous hydrater, les légumes secs pour nous donner de l'énergie en hiver. Les légumineuses sont source de protéines également pour l'hiver.

Nous devrions chercher à augmenter la diversité de la flore intestinale de nos enfants. Leur écosystème intestinal et leur santé dépendront de ce qu'ils mangent. Et ce qu'ils mangent dépend de notre environnement. Et ce qu'ils mangent, industriel ou bio, aura une incidence sur notre environnement. En termes techniques, disons que le microbiote dépend du macrobiote qui dépend du microbiote. C'est une boucle, et nous devons nous atteler à la rendre vertueuse en préservant les intestins des enfants du macrobiote (le grand monde extérieur dans lequel nous vivons) actuel.

Ça me rappelle cette réplique d'un personnage interprété par Mathieu Kassovitz, un père qui emmène ses enfants vivre dans la nature, dans un très joli film de Cédric Khan, *Vie sauvage* (2014) : « Tout marche en rond dans la nature. Vous voyez quelque chose de carré ici ? Parce que tout est rond, tout est fluide, c'est l'homme blanc qui a inventé le carré. »

L'interaction entre les gènes et les bactéries

L'homme est une symbiose. Cette symbiose se construit après la naissance, entre les microbes que nous hébergeons et nos cellules, nos tissus et nos organes, le cerveau étant naturellement l'un d'entre eux.

Nous savons aujourd'hui que la décomposition du microbiote intestinal est associée aux grandes pathologies modernes. C'est vrai également pour ce qui concerne les maladies neurodégénératives ou neuropsychiatriques. Notre esprit est sans cesse influencé par la chimie interne de notre corps. Freud disait : « Moi n'est pas en sa demeure. » Et si la demeure du « moi » se trouvait dans le ventre[7] ?

C'est ce que le Dr Stephen Collins, biologiste de l'université MacMaster du Canada, a découvert en menant une série d'expériences[8] sur le microbiote et les souris. Lui et son équipe ont sélectionné deux lignées de souris. Un Mickey calme, l'autre agressif. Ils ont ensuite échangé les microbiotes. Résultat : Mickey calme est devenu agressif... et vice versa. Dites, doutez-vous encore que le microbiote influence le cerveau ?

Une autre expérience, toujours menée par Stephen Collins, fut opérée en chambre stérile : une Minnie dépourvue de microbiote fait preuve d'agitation et de comportements à risques, celle avec microbiote se montre beaucoup plus sereine et responsable. Conclusion : les bactéries ont un instinct de survie. Elles contribuent à maintenir un état de conscience aigu favorable à la préservation de notre espèce.

Ces expériences mettent en évidence l'impact du microbiote sur la personnalité. Nous dépendons des bactéries, et entretenir le microbiote de nos enfants, c'est aussi les prémunir de troubles psychiques graves, comme la dépression. Les recherches montrent que les états d'inconfort psychologique surviennent lorsque l'axe intestin-cerveau est perturbé, et l'on sait que des intolérances alimentaires, des allergies ou une flore intestinale dégradée peuvent être à l'origine de ces problèmes.

Nous sommes influencés par des bactéries qui sont nos ancêtres. Elles sont arrivées sur terre il y a bien plus longtemps que nous, et elles ont acquis un patrimoine génétique bien plus grand que le nôtre. Nous commençons à peine à découvrir qu'elles influencent chez nous à la fois le « qui » et le « comment ».

Reste évidemment à prouver que ce qui marche sur les souris marche aussi sur les humains (ce qui a toujours été le cas avec les grandes découvertes, notamment en ce qui concerne le microbiote). Pour modifier la flore intestinale des humains, nous disposons d'antibiotiques pour tuer les mauvaises bactéries et de probiotiques pour développer les bonnes. Les probiotiques sont des levures et des bactéries vivantes censées bénéficier au bon équilibre de la flore intestinale. Un doute plane encore sur leur efficacité du fait que les recherches sont en partie financées – comme trop souvent – par ceux qui les commercialisent. En outre, l'exercice est rendu compliqué par le fait qu'une bactérie est une véritable « usine à molécules », et que les produits probiotiques sont faits de plusieurs bactéries. Difficile par conséquent de faire la part des choses…

Notre premier cerveau, originel, serait donc notre intestin, qui travaillerait en parfaite collaboration avec notre deuxième cerveau, l'encéphale, lui-même en conversation permanente avec un tiers, l'intelligence des bactéries !

Nous possédons plus de bactéries qu'il n'y a d'étoiles dans notre galaxie. C'est véritablement vertigineux. Ce microcosme dans le macrocosme est l'écosystème le plus dense de la planète. Nous sommes des écosystèmes. On pourrait presque dire que nous sommes plus bactériens qu'humains ! La flore bactérienne existe aussi en dehors de nous, nous baignons donc dans un écosystème bactérien qui nous pénètre et fait partie de nous. Nous sommes un tout. Il n'y a pas de séparation entre le soi et le non-soi, entre l'homme et ce qui l'entoure ; cette continuité biologique est absolument extraordinaire. Nous sommes des milliers de gènes, des milliards de neurones, des centaines de milliards de bactéries, en échanges constants et multiples : voici le corps humain, voici le monde !

On aime

- Les aliments non transformés : céréales complètes, quinoa, sarrasin, graines germées (pois chiches), sucres complexes et produits bio pour éviter les pesticides.
- Les herbes (thym, basilic, persil…), le poisson, les œufs bio, le tempeh (soja fermenté), le pollen, le miel, la stévia et le sirop d'agave.
- Cuire à basse température, à la vapeur ou à l'étouffée.
- Les légumes verts à chaque repas.
- Les fruits en dehors des repas.
- Boire 1,5 l d'eau par jour.
- Une portion de protéines animales par jour, au maximum.
- L'huile d'olive vierge de première pression à froid.
- Les condiments (ail, oignon…)
- Les protéines à midi avec des légumes, et les glucides le soir.
- Au risque de passer pour une grand-mère, on mastique et on prend son temps.
- Les médicaments et les antibiotiques uniquement quand cela s'avère absolument nécessaire.

Ce qu'il faut retenir

- Notre intestin compte 200 millions de neurones, autant que dans le cerveau d'un chien.
- Notre intestin est en communication constante avec notre cerveau du haut, et il est même encore plus actif que lui.

- Notre système immunitaire se construit entre 0 et 3 ans, et ce sont nos premières bactéries qui choisiront celles qui seront nos futures colocataires. Il est donc essentiel que ces premières soient les bonnes.
- L'écosystème intestinal des enfants leur permet de digérer la nourriture et de la transformer en carburant, en matériel pour construire le corps et le défendre.
- Il est le garant de notre système immunitaire et fabrique un antibiotique naturel.
- Il influence nos neurotransmetteurs, messagers chimiques qui vont ensuite dans le cerveau et contribuent à réguler notre humeur, notre énergie et nos fonctions mentales.
- Il interagit jusqu'à nos gènes, il est donc primordial de le nourrir avec soin.
- Notre microbiote (intestin) et le macrobiote (environnement) sont intimement liés : nous sommes un tout !

Le point de vue du Dr Geberowicz

N'essayez pas d'être des parents parfaits.

Un bon parent est un parent qui sait qu'il ne peut être parfait. Il doit essayer de faire au mieux. Ce qui est déjà pas mal. Vouloir être parfait conduit bien sûr à la déception, mais c'est surtout une démarche qui va mettre l'enfant en dette. En effet, c'est la réussite (obligatoire) de l'enfant qui va venir valider l'éducation du parent. C'est l'enfant qui, par son développement, va juger et donner la médaille à l'adulte. Ce n'est pas ce que vous voulez.

Les messages de ce chapitre sont à faire passer petit à petit selon l'âge et la maturité de l'enfant. Tout ce qui touche l'intestin et le fonctionnement du corps l'amuse. Expliquez-lui que le corps et l'esprit ne font qu'un.

Un des axiomes importants des théories de la communication est : « On ne peut pas ne pas transmettre. » Il faut savoir aussi qu'on ne peut pas forcer la transmission. Celle-ci se fait, petit à petit. On offre des outils à l'enfant. Celui-ci doit aller chercher, puis s'approprier les messages transmis. « Ce que tu as hérité de tes parents, pour le faire tien, gagne-le », écrivaient Goethe et Freud. Ne forcez pas le passage, mais revenez sur ce qui vous paraît essentiel. Pour faire passer un message, expliquez comment vous l'avez intégré et élaboré, quelle a été votre expérience, votre démarche. Faites comprendre à l'enfant que vous voulez partager avec lui le fruit de réflexions qui vous ont aidé, ou qui ont été utiles autour de vous. Évitez le culpabilisant : « C'est pour ton bien ! »

3

Main basse sur leurs assiettes, le grand hold-up du siècle

Pour nourrir nos enfants, nous ne savons plus vraiment à quel saint nous vouer. Nous passons une partie de notre vie à courir sans prendre toujours le temps nécessaire pour faire les courses en épluchant les étiquettes… Alors nous faisons confiance pour nourrir nos petits bouts.

Jérémie a deux frères et une sœur qui est adolescente. Leur maman travaille, elle est séparée de leur papa qui, lui aussi, travaille beaucoup. La maman de Jérémie essaie de joindre les deux bouts, tout en permettant aux enfants d'aller au foot, à la danse et au judo. Elle gère les petits déjeuners, les devoirs, les dîners, sans se plaindre ; comme on dit, elle a de la ressource. Le soir, en lisant les contes du chat Potté aux plus petits, il lui arrive parfois de s'endormir. Aussi, les courses se font au pas… de course. Regarder les étiquettes, elle devrait, elle le sait, mais les supermarchés sont quand même soumis à une réglementation très stricte, et les marques de l'industrie agroalimentaire à des contrôles poussés et réguliers, non ?

Évidemment, nous savons au fond de nous que nous aurions tort de croire tout ce qu'on nous raconte. Jamais nous n'avons eu une telle défiance à l'égard des autorités morales, sanitaires et politiques. Pourtant, nous continuons d'acheter ces barres chocolatées vantées par un tennisman et ces esquimaux recommandés par un acteur. Jérémie, d'ailleurs, est quasiment en train de lécher la vitrine des glaces du supermarché. L'en décoller prendrait à sa mère une énergie folle, et il y a encore tant de rayons à faire… Comment lui en vouloir ?

Nous ne sommes pas naïfs, mais pourquoi alors avons-nous cette impression que rien ne change ?

La mainmise des grands groupes industriels sur l'agriculture européenne

Dans son livre *Comment naissent les maladies*[1], le professeur Dominique Belpomme s'interroge sur les causes de la résurgence de certaines maladies et de l'apparition de nouvelles épidémies, allergies ou intolérances. Il y développe la « théorie de la main invisible de l'homme », une image qui me plaît : « Toutes ces pathologies ont une explication commune, mais ce n'est plus la nature elle-même qui est en cause, comme le pensait Hippocrate, mais la main de l'homme. Une main invisible, autrement dit nos agissements aux plans économique, social et politique, les pollutions et la destruction de notre milieu de vie qui en sont les conséquences… »

Tentons un décryptage…

Après la Seconde Guerre mondiale, l'Europe est à reconstruire, et la priorité est d'assurer la sécurité alimentaire, mais aussi l'indépendance alimentaire de ses habitants. L'objectif était indiscutable, mais, comme je le disais déjà dans les premières pages de *L'Alimentation Fitnext*[2], l'enfer est pavé souvent des meilleures intentions.

À partir des années 1950, l'Europe a donc mis en place un nouveau mode d'agriculture, l'agriculture intensive, sans en anticiper les conséquences : l'appauvrissement des sols et la destruction d'environ 70 % de notre biodiversité. Depuis vingt-cinq ans, cette agriculture vit sous perfusion, et le nombre d'agriculteurs a fondu comme neige au soleil[3] : en 2015, ils ne sont plus que 10 % de ce qu'ils étaient en 1960 ; entre 1988 et 2010, ce sont trois agriculteurs sur quatre qui ont disparu, et parmi eux une grande majorité de petits producteurs, ceux qui font la particularité du paysage, qui sont à la base de la gastronomie et qui représentent une part importante de la culture française, que nous avons livrée à la malbouffe et aux géants céréaliers. Parmi les agriculteurs qui restent, le taux de suicide a explosé. Sans vouloir faire un mauvais jeu de mots, les gens censés remplir nos assiettes ne sont plus bien dans leur assiette, pressés qu'ils sont comme des citrons par les grands groupes agro-industriels qui sont en passe de contrôler l'ensemble de notre chaîne alimentaire. Le pire, c'est qu'ils sont en passe d'y arriver…

La Guerre des graines

C'est le titre d'un documentaire édifiant, réalisé en 2014 par Stenka Quillet et Clément Montfort.

On y découvre que cinq groupes industriels tentent aujourd'hui de privatiser les semences, et pas n'importe lesquels :

- l'allemand Bayer ;
- le suisse Syngenta ;
- le français Limagrain ;
- les américains Dupont Pioneer et Monsanto.

La plupart viennent de l'industrie chimique : Bayer produisait le zyklon B pour les nazis, un gaz sinistre qui fut utilisé dans les chambres à gaz ; Monsanto est le fabricant de l'agent orange, qui fut employé au Viêtnam comme arme de destruction massive. Ces deux produits ont été « recyclés » en pesticides pour l'agriculture industrielle. Chouette !

En France, après la Seconde Guerre mondiale, le gouvernement s'est tourné vers un organisme de recherche publique, l'INRA (Institut national de la recherche agronomique), pour mettre au point des variétés de semences présentant de meilleurs rendements. Résultat : les semences traditionnelles, celles que l'on s'échangeait depuis des millénaires, passèrent à la trappe et les nouvelles furent mises sur le marché, et je ne parle évidemment pas de celui du village…

Les paysans se voient donc contraints, actuellement, d'acheter leurs semences. Et, pour qu'ils ne puissent pas les ressemer d'une année sur l'autre, ces semences sont hybrides et… stériles. Ce sont des denrées alimentaires stériles qu'on nous propose de consommer.

« Les semences, c'est la vie, et elles sont aujourd'hui entre les mains d'agents de mort », déplore Jean-Pierre Berlan, ingénieur et militant, interviewé dans le documentaire. Il y a de moins en moins d'agriculteurs, mais ils sont de plus en plus productifs et de moins en moins regardants.

Mais ce n'est pas tout ; il y a plus « réjouissant » encore. En devenant propriétaires des semences, les grands groupes contrôlent l'alimentation mondiale, un pouvoir immense qui leur permet de faire plier les gouvernements pour imposer ce qu'ils veulent : pesticides, OGM et autres joyeusetés.

Certes, de nombreux acteurs s'insurgent et se battent pour que cela n'arrive pas.

En Inde, Vandana Shiva, docteur en philosophie des sciences, est devenue le symbole de la lutte contre les ravages de l'industrie semencière. Elle a créé une ferme pour défendre les paysans et leurs semences traditionnelles, et elle a mis au point une banque de graines en rétablissant une distribution à grande échelle.

En France, l'association Kokopelli lutte pour la libération des semences et la protection de la biodiversité alimentaire. Elle rassemble tous ceux et celles qui souhaitent préserver le droit de semer librement des semences potagères et céréalières, et continuer à chuchoter à leurs voisins des recettes de « purins de plantes » (ortie, prêle...) et autres ingrédients naturels et peu onéreux. Les multinationales crient évidemment à la concurrence déloyale, car on les gêne dans le commerce de leurs poisons. Elles n'hésitent pas à se présenter sous de jolis vocables, comme « sciences de la vie », pour faire oublier qu'elles détruisent inexorablement la biosphère, y compris l'humanité. Si notre belle planète génère aujourd'hui autant de cancers, ne cherchons pas : ce sont elles qu'il nous faut remercier !*

* Pour aller plus loin : https://kokopelli-semences.fr/qsn/presentation_de_kokopelli

Le Terrorisme alimentaire ; comment les multinationales affament le tiers-monde, Vandana Shiva, Fayard, 2001.

Malbouffe et cultures OGM, association de malfaiteurs

José Bové fut l'un des premiers à nous alerter sur le danger des organismes génétiquement modifiés… Plus récemment, en 2015, le journaliste d'investigation Paul Moreira a réalisé un documentaire-choc intitulé *Bientôt dans vos assiettes, de gré ou de force !* Il y est fait état des ravages environnementaux et humains liés à l'utilisation massive de produits chimiques sur les zones de culture OGM. On est en Argentine, et la viande argentine, eh bien ! nous l'importons !

À l'échelle mondiale, les OGM ne représentent pour le moment que 3 % des terres agricoles, mais ce sont les légumes et les céréales que nous consommons le plus qui y sont cultivés : 75 % du soja et 32 % du maïs (les chiffres datent de 2011). Ces céréales composent l'essentiel de la nourriture des élevages carnés. Elles sont aussi à la base du sirop de glucose, sirop que l'on retrouve dans à peu près tous les produits transformés.

Ajoutons à cela que la provenance des céréales figure rarement sur les étiquettes, or 45 % des bêtes d'élevage françaises sont nourries avec du soja provenant d'Amérique latine, du soja estampillé « 100 % végétal », sans nulle autre précision…

Qu'est-ce que c'est qu'un OGM ? C'est un organisme vivant (animal ou végétal) dont on modifie l'ADN pour le rendre plus productif. Alors, où est le danger ?

Je ne prendrai qu'un exemple, qui me semble assez parlant, celui de la tomate OGM américaine, qui fut la première denrée OGM commercialisée, en 1994. Par rapport aux tomates traditionnelles, celle-ci restait fraîche et ferme sur la durée, transport compris. Une tomate « longue durée », on ne pouvait rêver mieux. Le hic, c'est que cette tomate contenait des gènes qui la rendaient résistante aux antibiotiques, et que les consommateurs y devenaient à leur tour résistants. Je ne suis pas fan des antibiotiques, mais on serait fous de vouloir totalement s'en passer !

L'autre problème, c'est qu'en fabriquant des végétaux plus résistants, ceux-ci requièrent des pesticides encore plus virulents, et nous n'avons aucun recul sur les conséquences de ceux-ci à long terme, même s'il ne fait aucun doute qu'elles seront dramatiques, surtout sur les enfants, qui sont encore en « construction ».

Le glyphosate, ce venin !

Ce désherbant, le plus vendu au monde, vient d'être classé par l'OMS (Organisation mondiale de la santé) comme probablement cancérigène.

Les bovins en absorbent des résidus, puisque le fourrage en est imprégné. Les consommateurs de viande ou de céréales OGM les ingèrent également, or ce produit chimique détruit les bonnes bactéries de notre flore intestinale et provoque un déséquilibre de notre microbiote. Des conséquences ? Malformations chez les nouveau-nés, fausses couches, infertilité, cancers, leucémies...

L'étude du professeur Séralini, de l'université de Caen, fut évidemment contestée par Monsanto, qui fit pression sur lui par tous les moyens. Parue dans le magazine *Toxicology* en 2012, elle révèle que des rats nourris au maïs OGM arrosé au Roundup présentent un taux de surmortalité bien plus élevé que la normale.

Les femelles développent deux fois plus de tumeurs, et les mâles des problèmes de foie. Le professeur Séralini a dénoncé un grave problème de santé publique, mais, pour Monsanto, le développement des tumeurs est le fruit du hasard. Et vous, qui choisissez-vous de croire ? Le scientifique le plus virulent contre cette étude fut Richard Goodman, comme par hasard… un ancien de Monsanto. Ce monsieur a réussi ensuite à intégrer la rédaction du magazine *Toxicology* en tant que spécialiste OGM, et ce en dépit de ses liens avec Monsanto. Quelques mois plus tard, l'étude du professeur Séralini fut dépubliée…* La France a commandé d'autres études, et depuis ? Rien ! Jusqu'à quand l'argent aura-t-il raison de nos enfants ?

* Pour aller plus loin : http://www.combat-monsanto.org/spip.php?article1003

Mais que font les autorités sanitaires ?

Mais, mes amis, les enjeux sont colossaux ! En 2011, le marché des cultures OGM représentait 13,2 milliards de dollars, alors, forcément, les lobbies pro-OGM sont extraordinairement puissants et leurs réseaux d'influence, phénoménaux. D'un coup, voici les pouvoirs publics atteints d'une épidémie fulgurante : une épidémie de conflits d'intérêts…

Un exemple parmi d'autres ? Lorsque Christine Lagarde était notre ministre de l'Agriculture, elle fit voter une loi autorisant 0,9 % d'OGM dans les produits bio de norme AB, et ce sans étiquetage particulier. Rappelons que madame Lagarde fut un temps l'avocate du cabinet international Baker & McKenzie, cabinet qui a pour client… Monsanto ! J'entends que vous toussez, c'est normal.

Propaganda

Depuis sa création, en 1932, le CEDUS est le lobby du sucre, un centre de propagande. Son objectif est de nous faire consommer du sucre. Il nous observe, fait des sondages, se rapproche d'associations de consommateurs et tisse des liens étroits avec certains représentants du corps médical. Malaise…

En 1996, le professeur Gérard Debry publie un livre, *Sucres & Santé*. Il explique que le sucre ne serait lié en rien au développement de l'obésité, du diabète ou des cancers. Pour appuyer sa démonstration, il se sert de données « scientifiques » fournies et financées par la Chambre syndicale de la confiserie et par la Chambre syndicale de la chocolaterie. CQFD…

Vous trouvez ça normal ? C'est un peu comme si Jack l'Éventreur défendait Marie Besnard (une célèbre empoisonneuse), ou vice versa*.

* Pour aller plus loin :
Santé, mensonges et propagande, Le Seuil, 2004. Une enquête de Thierry Souccar et d'Isabelle Robard.
L'Alimentation Fitnext, Solar, 2015.

Pour en revenir à notre famille, ces céréales glacées au sucre dont Jérémie dit ne pas pouvoir se passer au petit déjeuner, c'est Monsanto ! Ces chewing-gums roses qu'il vient d'attraper au rayon confiserie, en faisant un petit clin d'œil tout en séduction à sa mère, Monsanto aussi ! Ceux-ci sont d'ailleurs placés pile-poil à hauteur de son regard. Pour information, dans les supermarchés, tous ces produits sont placés précisément à la portée des enfants et des ados. Incroyable coïncidence, vous ne trouvez pas ?

Et chez Monsanto, que disent-ils pour leur défense ? Eh bien, que la faim dans le monde va être éradiquée grâce à eux, et à moindre coût. Ce sont les arguments systématiquement mis en avant par les pro-OGM. À moindre coût, mais à quel prix quand nourrir des gens à l'instant T les rendra malades à l'instant T + *n*… Si notre monnaie d'échange est la santé de nos enfants, non merci ! Ça ne me dit rien, car pour moi la vie n'a pas de prix.

D'ailleurs, permettez-moi une question : alors que ces grands groupes sont plus puissants que jamais, la faim dans le monde a-t-elle disparu ? Alors que des tonnes de denrées alimentaires, de fruits et de légumes sont jetées quotidiennement à la poubelle faute d'avoir été achetées, consommées, les gens mangent-ils tous à leur faim ? Les pays où sévit la faim ont-ils droit à une part de ce que nous gâchons ? Il ne me semble pas.

Désolé, messieurs les industriels, mais cet argument de la « bonne conscience » ne fonctionne plus… il ne fonctionne plus avec nous, consommateurs, mais malheureusement, et c'est là tout le drame, il semble toujours fonctionner à merveille avec l'« élite de notre société », celle qui prend les décisions et vote les lois.

En bref, les grands groupes, de plus en plus puissants, se gavent comme jamais. L'obésité infantile explose : elle tue trois fois plus que la malnutrition, sans pour autant que la faim ait été éradiquée. Bref, tout va pour le mieux dans le meilleur des mondes !

Le boom des produits transformés

Les produits transformés sont parfaits pour nourrir nos enfants : moins chers, sucrés, colorés, faciles à consommer partout et à n'importe quel moment de la journée. Peu importe qu'ils soient dépourvus de propriétés organoleptiques et remplis de calories creuses.

Comme le décrit très bien le journaliste américain Michael Moss dans son enquête *Sucre, sel et matières grasses ; comment les industriels nous rendent accros*[4], l'industrie agroalimentaire a développé un concept particulièrement intéressant, le concept de « commodité ».

Au départ, un produit devait être nouveau, disponible et illimité, et facile à utiliser. En vertu de ce principe, les grandes firmes ont élaboré les premiers jus de fruits concentrés, d'abord en bouteilles, ensuite en briques ; idem pour les premières préparations toutes prêtes, sauces, crèmes, soupes, plats, desserts.

Un peu plus tard, le produit a dû, en plus, avoir le goût de l'authentique. Sont alors apparues les « préparations » pour lesquelles vous deviez ajouter de l'eau, du lait, un œuf, quelques épices, pour donner au consommateur l'impression d'avoir « réalisé » quelque chose. Parce que l'homme a besoin de « réaliser ».

De fil en aiguille, les matières brutes ont été remplacées par des molécules de synthèse, plus malléables, plus faciles à travailler, dotées d'une meilleure conservation, puis chercheurs et petits chimistes des firmes agroalimentaires ont reçu pour mission de faire revenir les clients. Comment ? Par la ruse, grâce à trois armes particulièrement efficaces sur nos papilles : le sel, le sucre et les matières grasses trans et saturées, soit autant d'ingrédients addictifs.

« On se retrouve après la pub ! »…

Pour rendre les gens accros, déclare le Dr Howard Moskowitz, il fallait déclencher le « point de félicité », ou *bliss point*. Ce terme, inventé par l'industrie, désigne en réalité le niveau de sucre optimal, et sa détermination repose sur des tests gigantesques : pour un simple soda, ce sont jusqu'à soixante formulations qui sont testées sur plusieurs milliers de consommateurs-cobayes, une vraie démarche scientifique. Et ce qui est vrai pour les sodas l'est aussi pour le pain, les sauces pour les pâtes ou les yaourts, la liste est infinie : l'industrie agroalimentaire a délibérément mis du sucre partout. La conséquence ? Une modification en profondeur du goût, chez les enfants notamment. Ils attendent désormais que tout ce qu'ils mangent soit sucré, rejetant les autres saveurs de base telles que l'acide ou l'amer, qui leur rendent désagréable le goût de certains légumes[5].

Un petit Coca de temps en temps n'a jamais tué personne !

Peut-être, mais vu que le sucre est partout, certains enfants consomment en une journée l'équivalent de cinq canettes de Coca. Le sucre sollicite l'un des cinq circuits de l'addiction, le circuit dopaminergique, le même que pour la cigarette : c'est dans le plaisir que se fait l'empoisonnement.

Je vous rappelle qu'une canette de Coca contient l'équivalent de 9 cuillerées de sucre, quand l'OMS fixe le maximum à 5 cuillerées pour toute la journée. On comprend un peu mieux pourquoi la compagnie dépense autant d'argent pour garder sa recette secrète…

Les industriels du sucre en ont mis partout, car il nous rend accros, en commençant par les enfants (on aurait tort de ne pas miser sur l'avenir…). Du sucre, on en trouve dans le jambon sous vide, dans la moutarde, dans les plats préparés, et ce en quantité considérable, il ne faudrait surtout pas se priver… Aujourd'hui, huit maladies sur dix sont induites par l'alimentation industrielle et la consommation de produits toujours plus transformés.

Les sodas font vieillir !

L'enseignante américaine Elissa Epel a publié une étude en 2014 dans l'*American Journal of Public Health*. Elle démontre les méfaits des sodas*. En plus de perturber le fonctionnement de certains de nos organes, ils dégradent notre ADN et accélèrent le vieillissement cellulaire : boire 25 cl de soda par jour, c'est-à-dire moins d'une canette (33 cl), diminue notre espérance de vie de 1,9 année. La même consommation augmente de 26 % les « chances » de développer du diabète et de 20 % celles de connaître une crise cardiaque.
En 2012 chez nous, la consommation moyenne de soda a été de… 56 litres par habitant. Édifiant !

* Étude complète : http://ajph.aphapublications.org/doi/abs/10.2105/AJPH.2014.302151?journalCode=ajph&

Le match des oméga, l'alimentation dénaturée

L'aliment est devenu un champ d'expérimentation et un enjeu industriel, marketing, financier. Une manne qu'il s'agit de toujours plus rentabiliser, même si cette alimentation dénaturée induit toutes sortes de pathologies modernes. J'en parlais déjà en 2014 dans *Et si on décidait d'aller bien*. Si j'en parle dans tous mes livres, c'est que je considère que c'est l'un des sujets de civilisation les plus importants.

Le déséquilibre entre oméga 3 et oméga 6 (les acides gras) est la manifestation la plus visible de ces politiques d'apprentis sorciers. L'homme ne fabrique ni oméga 6 ni oméga 3, seules les plantes savent synthétiser ces acides gras. Nous les puisons dans les fruits et les légumes, ou, chaîne alimentaire oblige, en consommant la chair d'animaux ou de poissons nourris de fruits ou de légumes, sans oublier les algues.

Tout l'enjeu est de choisir les bons acides gras, d'abord pour nos enfants. Les bons, ce sont les oméga 3, qui savent agir comme des anti-inflammatoires. On les trouve dans la viande provenant d'animaux élevés en plein air, dans le poisson, les légumes verts, les graines de lin, de lupin, les huiles vierges… Les mauvais, ce sont les oméga 6, qui favorisent les surinflammations (des inflammations différentes de celles qui sont nécessaires à la croissance). On les trouve dans les viandes provenant d'animaux élevés en mode industriel, dans le lait, le maïs, le soja, les huiles végétales et hydrogénées…

Si l'on se demande pourquoi bronchites, angines et rhumes traînent de plus en plus l'hiver et gâchent les nuits (et les jours) de nos enfants, pas besoin de chercher très loin.

- Le ratio optimal est de trois oméga 6 pour un oméga 3.

- Aujourd'hui, il est de sept oméga 6 pour un oméga 3, et cette montée en puissance des oméga 6 fait peser sur nous des risques incalculables.

Explication : au cœur de nos tissus et de nos organes se trouvent des molécules qui agissent comme des hormones. Le « langage » par lequel ces hormones communiquent est la prostaglandine, et c'est ce langage qui régule l'activité de nos cellules.

Les prostaglandines favorisent le tonus musculaire, les sécrétions gastriques, la circulation sanguine, l'agrégation plaquettaire, la fertilité, l'immunité et les équilibres inflammatoires pour défendre l'organisme en cas d'agression… rien que ça. Lorsque nous sommes attaqués par un parasite, virus ou bactérie, les prostaglandines appellent à la rescousse les globules blancs en ouvrant les voies de bus à leur circulation (elles permettent la dilatation des vaisseaux). C'est le premier acte, la phase inflammatoire (rougeur, douleur, fièvre), et les globules blancs tirent dans tous les sens. À l'acte deux, il faut ramasser les cadavres, faire place nette, reconstruire ce qui a été endommagé et calmer les troupes pour éviter que, dans la confusion, elles ne se trompent de cible !

Ces prostaglandines sont le produit direct du ratio entre oméga 6 (lipides pro-inflammatoires) et oméga 3 (lipides anti-inflammatoires). Lorsque ce ratio se dégrade, c'est la protection de nos enfants qui fout le camp, c'est leur immunité qui se détériore !

« La courbe inflationniste des oméga 6 a été suivie de près par l'explosion des maladies de "civilisation" (portent bien leur nom, celles-là), comme les allergies, le diabète, l'obésité, les cancers, les maladies cardio-vasculaires et auto-immunes, puisqu'elles font toutes leur lit sur l'excès d'inflammation[6] ! »

Le régime méditerranéen plébiscité

Le directeur éditorialiste du site médical Medscape, Bret Stetka, publie un article très intéressant dans le n° 79 de la revue française *Cerveau & Psycho* (juillet-août 2016). L'article « Bien nourrir son cerveau » parle de « psychonutrition » ou « psychiatrie nutritionnelle », ou comment la combinaison d'aliments calibrés renforcerait nos capacités cognitives et psychologiques. Trois régimes y sont comparés : le méditerranéen, le japonais et le scandinave. C'est très instructif quand, comme moi, on s'interroge sur la meilleure manière de nourrir nos enfants. Ces trois régimes sont riches en oméga 3, mais c'est le méditerranéen qui est plébiscité, avec une influence positive sur le bon fonctionnement de notre cerveau.

Le régime méditerranéen, c'est beaucoup de fruits, des légumes riches en antioxydants (tomate, poivron, aubergine), de l'huile d'olive, des céréales complètes et des poissons riches en oméga 3 (sardine, thon, saumon), ainsi que de la viande maigre et du vin rouge avec modération.

Almudena Sánchez Villegas, experte en santé publique de l'université espagnole de Las Palmas de Gran Canaria, a mené deux études. La première démontre que le régime méditerranéen diminue de 30 % le risque de dépression, et la seconde qu'un régime méditerranéen enrichi en noix réduit le risque de développer une maladie cardio-vasculaire chez les personnes à haut risque. À l'inverse, une étude australienne publiée en 2015 par la psychiatre Felice Jacka des universités de Deakin et de Melbourne à propos de l'alimentation occidentale démontre que la *junk food* augmente les risques de dépression et d'anxiété. Pire, les IRM montrent qu'elle joue sur la taille de notre cerveau, réduisant l'hippocampe gauche, qui joue un rôle des plus importants sur la mémoire et sur l'apprentissage. Pour nos enfants, il est donc urgent de rééquilibrer la balance en privilégiant les légumes verts, les poissons gras et les huiles vierges, et de faire attention à la consommation de viande et de tous les produits riches en oméga 6…

Bien nourrir le cerveau de nos enfants

Bien manger, c'est aussi bien penser, les neurosciences en ont fait la démonstration. Le cerveau des enfants se construit jusqu'à l'âge de 15 ans environ. L'homme est le seul animal dont la construction du cerveau se poursuit à l'extérieur du ventre de la mère, jusqu'à la puberté. Il faut donc y prêter particulièrement attention.
L'expérience de Tom Spector : en 2014, cet étudiant de 23 ans tente une drôle d'expérience. Pour valider son diplôme de génétique, il décide de manger Mac Donald à chaque repas, et ce pendant un mois. Son but ? Vérifier si trop de *junk food* modifie la flore intestinale, le fameux microbiote. Les résultats ne se font pas beaucoup attendre : au bout de dix jours, il commence à se sentir mal ; normal, il a perdu un tiers des espèces bactériennes qui composent son microbiote.

L'inflammation gastro-intestinale fait chuter la production de sérotonine, et c'est précisément ce qui explique le mal-être éprouvé[1].
Les professionnels de l'agroalimentaire savent évidemment que ce qu'ils nous proposent n'est pas toujours très bon pour la santé de nos enfants, et c'est un euphémisme. D'ailleurs, ils n'ignorent plus notre défiance, mais le maître mot est et reste encore « rendement ». Et comme ils sont très forts en marketing et en communication, ils ont inventé un truc assez génial (je plaisante) : les alicaments.

* http://www.telegraph.co.uk/foodanddrink/11603430/My-dad-made-me-eat-McDonalds-for-10-days.-This-is-what-happened.html

La recette de Pinocchio

Les alicaments, ce sont tous ces produits censés procurer des bienfaits pour la santé des consommateurs. Ainsi, les yaourts aux probiotiques, les jus supervitaminés, les produits qui sont supposés réduire votre taux de cholestérol, et j'en passe, des produits jusqu'à cinq fois plus chers que les produits normaux selon les pays, mentent comme des arracheurs de dents.

Le problème, c'est que toutes les études soutenant les bénéfices prodigués par ces produits sont financées par les firmes qui les produisent[7]. Toujours cette épidémie du conflit d'intérêts. Pour y voir plus clair, l'EFSA (l'Autorité européenne de sécurité des aliments) contrôle depuis 2006 les affirmations proférées par les marques. Résultat : entre 2006 et 2010, 80 % des allégations nutritionnelles et de santé mises en avant par les industriels ont été rejetées. En matière alimentaire, les études doivent être confiées à des organismes véritablement indépendants, et pour cela nous avons besoin d'une réelle volonté politique.

Car le combat pour nos enfants n'est pas perdu. En 2008, les consommateurs américains ont mené une action collective contre le géant Danone. Menacée d'une condamnation, la firme a préféré abandonner ses allégations médicales et payer une amende de 43 millions de dollars.

Danone, encore lui, a dû interrompre sa campagne de communication sur certains de ses yaourts « santé » en France et au Royaume-Uni. Il a également annoncé qu'il retirait ses demandes auprès de l'EFSA. Yoplait et Bongrain ont vu plusieurs de leurs dossiers invalidés. Dans un monde dominé par la communication, la crainte d'une mauvaise presse est devenue un levier particulièrement efficace. Le 16 mai 2012, la Commission européenne a validé la liste officielle des 222 allégations de santé autorisées dans les vingt-sept pays de l'Union européenne. En 2009, les États membres lui en avaient soumis... 44 000, excusez du peu.

Le combat est possible, et commence dans nos paniers : un fruit frais contiendra toujours plus de vitamines qu'un jus de fruits en brique, quelles que soient les belles promesses inscrites sur l'emballage. « L'habit ne fait pas le moine » est une vieille maxime que nous aurions tort d'oublier.

Ne nous reposons pas sur les pouvoirs publics pour assurer une bonne santé à nos enfants. Ne faisons pas confiance aveuglément, il est finalement assez simple de mieux faire attention.

Et, vous le verrez, choisir ce qui est bon devient rapidement une vraie source de plaisir, doublée de la fierté d'avoir cessé de nous faire berner par les gens qui s'engraissent en mettant en péril la santé de nos enfants. Nous ne sommes pas que des consommateurs, que des « Homo economicus », nous sommes des acteurs qui savons faire des choix en pleine conscience.

Sur ce sujet capital, nous sommes le premier (et, dirais-je, le seul) protecteur de nos enfants, tout simplement.

Ce qu'il faut retenir

- Les cancers sont en augmentation, et ils touchent des sujets de plus en plus jeunes. Ils sont de plus en plus liés aux modes de vie et à l'alimentation.
- Les produits transformés d'origine industrielle sont riches en oméga 6, qui favorisent les inflammations, et les inflammations font le lit des cancers.
- Les OGM sont des organismes résistants qui nécessitent des pesticides beaucoup plus agressifs, or 45 % de l'élevage français est nourri aux OGM.
- Pour nos enfants, mais aussi pour nous-mêmes, privilégions dans la mesure du possible l'agriculture raisonnée, un régime « méditerranéen » riche en oméga 3, en évitant les produits d'origine industrielle.
- On aime : les noisettes, les amandes et les noix de cajou, qui sont bourrées d'oméga 3.
- On bannit : les barres chocolatées, les sodas, tous les biscuits, les brioches et les quatre-quarts industriels.

Le point de vue du Dr Geberowicz

Attention : selon leur âge, les enfants peuvent ne pas comprendre ce que veut dire « plus tard ». Quand vous leur expliquez ce qui est « pour leur bien », ils ont du mal à appréhender la notion de prévention à long terme : la peur d'avoir un cancer ou une maladie cardiaque à 60 ans ne parle pas aux jeunes enfants. Pour eux, un adulte de 20 ans et un enseignant de 30 ans sont des vieux. Ce qui est évoqué dans le chapitre précédent est à digérer par vous avant que vous ne tentiez de le faire comprendre.

En revanche, vos enfants tiennent à vous, à leurs proches. Montrez l'exemple en restant en bonne santé. À table, valorisez vos choix. Ne leur faites pas la leçon avec des exemples négatifs, comme les photos des campagnes antitabac. Avant le collège, ces campagnes ne portent pas. Souvent même, le « gore » les fait rire de façon défensive.

En revanche, quand vous recevez un ancien malade ou que vous apprenez qu'un ami proche est atteint, par exemple, parlez de votre peine, de vos émotions. Et, quand vous expliquez que ces maladies auraient (peut-être) pu être évitées, ne faites pas de morale culpabilisante. Celle-ci risque d'être comprise comme « c'est bien fait pour lui », et les enfants détestent ça (à juste titre).

4

Détournement de mineurs : le sucre en garde à vue !

Au royaume du sucre, les enfants sont rois ! Les bonbons, c'est joli, ça nous rappelle l'enfance. Et, il faut bien l'avouer, on déteste refuser ces douceurs à notre progéniture. « Ça leur fait envie », « il ou elle ne va pas manger tout le paquet », « ça console les petits chagrins, les petits bobos »… Et puis, les bonbonnières, c'est beau. Et les magasins de bonbons avec toutes leurs couleurs, aussi ! Qui ne s'est jamais explosé le ventre avec des réglisses ou des guimauves à la fraise ?

Néanmoins, et n'en déplaise à Charlie et à sa chocolaterie, « bonbon » ne devrait pas rimer avec « enfants » (ça tombe bien, ça ne rime pas !). Et quand je dis bonbon, je parle aussi des tartes, des desserts, des glaces et des céréales industrielles, qui aujourd'hui devraient tous faire partie du rayon confiserie au regard de leur indice glycémique (le taux de sucre dans le sang), qui explose les compteurs. Bref, il s'agit là de sucre sous toutes ses formes.

Il y a quelques années, on a commencé à pointer du doigt le sucre pour protéger les quenottes de nos chérubins. Un bon point. Je ne vais pas revenir là-dessus, c'était indispensable, mais le gros du labeur reste à venir… Allez, il va falloir se retrousser les manches !

Une sorcière déguisée en princesse

On trouve ça bon. On trouve ça doux. On a le sentiment que ça nous fait du bien à l'âme et que ça nous apporte le réconfort dont nous avons besoin.

L'expression « on a l'impression » est particulièrement juste, et elle est vraie partiellement puisque l'on va solliciter le circuit dopaminergique, l'un des trois circuits de la récompense, le même que pour la cigarette. En réalité, le sucre nous berne. C'est un tartuffe des temps modernes, un imposteur, une sorcière déguisée en princesse, la pomme rouge que croque Blanche-Neige !

Le sucre, ou plutôt les sucres

- Les glucides simples comprennent le glucose, le fructose, le saccharose et le lactose (pour les plus connus).
  - — Le glucose et le fructose sont des sucres simples. Ensemble, ils forment le saccharose.
  - — Le fructose est souvent appelé « sucre des fruits », car on le trouve naturellement dans les fruits et les légumes, mais aussi le miel.
  - — Le saccharose, c'est le « sucre de table », extrait de la betterave ou de la canne à sucre. Il est présent dans la majorité des produits industriels.
  - — Le lactose est le sucre naturellement présent dans le lait.

- Les glucides complexes sont composés de plusieurs molécules de glucides simples que notre organisme transforme en glucose. On trouve les glucides complexes dans le pain, le riz, les pâtes, les légumineuses, certains légumes frais et les céréales complètes.

Si le rôle du sucre, des sucres, est principalement énergétique, sa consommation, sous une forme raffinée, est loin d'être historique. Au contraire, son arrivée dans notre alimentation est très récente : quelques dizaines d'années tout au plus…

Jetons un coup d'œil en arrière sur la consommation de sucre en France. À la fin du XIXe siècle, dans un monde en pleine révolution industrielle, le sucre est l'apanage des riches. Raffiné, il porte d'ailleurs le nom de « sucre royal[1] » !

À cette époque, le reste de la population, c'est-à-dire sa grande majorité, ne le consomme que sous sa forme naturelle, le fructose, dans les fruits et légumes, soit une consommation d'environ 5 kilos par an et par personne. Quant au sucre raffiné, on ne peut se le procurer qu'en pharmacie !

Au début du XXe siècle, la population s'enrichit et la consommation de sucre des Français passe de 5 à 17 kilos par an et par personne, soit environ quatre morceaux par jour.

Aujourd'hui, environ cent dix ans plus tard, nous en sommes à dix-huit morceaux quotidiens, ce qui représente 35 kilos par an et par personne, trois fois plus que la dose recommandée par l'OMS ! En deux siècles seulement, nous avons quintuplé notre consommation de sucre ! Nous ne sommes pas encore au stade des États-Unis, mais nous les suivons de très près.

Pourquoi notre corps est-il si friand de sucres simples ?

Parce qu'il est flemmard ! Comme l'explique à merveille Giulia Enders dans son livre génial, *Le Charme discret de l'intestin*, les glucides simples demandent moins de travail à notre intestin grêle, qui est le lieu de découpe en minuscules morceaux, c'est-à-dire en molécules (glucose), des aliments que nous ingérons et assimilons. C'est là que se fait le passage dans le sang des glucides complexes. Les glucides simples, eux, sont déjà en petits morceaux.

Notre cerveau carbure à 80 % avec le glucose, il est gourmand. Du coup, lorsque nous lui fournissons des glucides simples qui sont rapidement transformés en énergie, il est particulièrement content. Le message qu'il envoie à notre intestin pourrait ressembler à celui-ci : « Top, super, merci, mec, c'est la folie ! » Mais alors, où le problème ?

Les chercheurs se sont aperçus que la courbe de la consommation mondiale de sucre, en constante augmentation, recouvre exactement la courbe de l'obésité, qui explose elle aussi.

Et l'obésité tue. Il est là, le problème.

L'obésité concerne 1,4 milliard de personnes de 20 ans et plus dans le monde, et elle en concernera 3,3 milliards d'ici à 2030, c'est-à-dire 35 % de la population. Elle est le cinquième facteur de risque de décès au niveau mondial. Surpoids et obésité font à eux deux 2,8 millions de victimes chaque année. Aujourd'hui, on meurt davantage de trop manger qu'on ne meurt de faim !

Les chiffres de l'OMS[2] sont ceux d'une épidémie mondiale. En 2010, on parlait de 42 millions d'enfants obèses, dont 35 millions vivaient dans des pays en développement. Ces enfants risquent fort de rester obèses à l'âge adulte, développant ainsi une plus forte probabilité de contracter, jeunes, diabète, maladies cardio-vasculaires et cancers.

Que dit l'OMS justement ?

Dans sa nouvelle directive intitulée *Guideline : Sugars intake for adults and children*, elle recommande un apport réduit de sucres libres tout au long de l'existence. « Chez les enfants comme chez les adultes, l'apport de sucres libres devrait être réduit à moins de 10 % de l'apport énergétique total. Le ramener à moins de 5 % présenterait des avantages supplémentaires pour la santé. »

“ 5 % = 25 g = 6 cuillerées à café = 5 morceaux de sucre. Alors ? Moi ça va. Mes filles aussi. Et vous ? Et vos enfants ? Juste un petit rappel qui ne mange pas de pain : une canette de Coca, c'est 7 morceaux de sucre. Voilà, je dis ça... ”

La recommandation est classée « forte » par l'OMS. Qu'en pensez-vous ? Un peu trop prudente à votre goût, l'OMS ? Pas au mien.

Les premières victimes sont les enfants

Boissons sucrées, nounours-guimauves et chocolat, céréales du matin, viennoiseries, plats préparés, tout cela vise en particulier les enfants, nos enfants, qui sont donc les premiers à faire les frais du sucre, et pas uniquement en termes de poids.

Si les enfants sont la catégorie de population qui mange le plus sucré, c'est d'abord parce qu'ils sont la cible privilégiée des grands lobbies agro-industriels.

La deuxième raison, c'est qu'ils sont plus réceptifs au sucre que les adultes, car ils peuvent en ingérer une bien plus grande quantité puisqu'ils sont « tout neufs » !

Nous, les « grands », possédons le long de la langue et de l'œsophage des capteurs qui alertent notre pancréas quand le sucre arrive. Lorsque l'on craque pour un éclair au chocolat par exemple, ces capteurs vont envoyer un message à notre cerveau : « Oh ! là, là ! il y a tout un chargement de sucre qui va bientôt arriver. » Ils vont alors appeler le pancréas, et lui dire : « Attention, camarade, commence à sécréter de l'insuline, autrement nous allons nous retrouver avec trop de sucre dans le sang, et c'est très dangereux pour la santé. » Le pancréas va donc sécréter de l'insuline pour compenser l'apport de sucre.

Chez les adultes, ce mécanisme est rapide ; on dit qu'il est réactif. Ce n'est pas le cas chez l'enfant, dont les organes ne sont pas encore « finis » ; il va pouvoir absorber une grande quantité de sucre avant que ne commence la sécrétion d'insuline. Les industriels en profitent : sachant qu'un enfant peut supporter jusqu'à quinze fois plus de goût sucré qu'un adulte, ils n'hésitent pas à les rendre « addicts » jusqu'au dernier degré.

Comment nos enfants deviennent accros

J'évoquais dans le chapitre précédent le point de félicité, qui est en réalité l'un des secrets les mieux gardés de l'industrie agroalimentaire, sa recette miracle, sa poule aux œufs d'or. C'est ce subtil dosage scientifique des ingrédients qui permet d'optimiser la stimulation du cerveau en boostant la production de dopamine. Le but, vous l'avez compris, c'est que le consommateur atteigne son « point de félicité », c'est-à-dire un plaisir maximal. Augmentez la dose, le plaisir augmente : c'est une drogue ! Cela vaut bien sûr pour les adultes, mais si vous transposez ça aux enfants, vous les rendez accros en moins de temps qu'il n'en faut pour le dire : leur seuil de plaisir maximal, leur point de félicité étant plus élevé que le nôtre, on peut leur en donner plus, ce qui les rend d'autant plus accros.

Le sucre est donc la drogue préférée de nos enfants. Et quand je dis drogue, je pèse mes mots. Pour preuve, cette étude menée par le Dr Serge Ahmed, chercheur au CNRS à Bordeaux : entre la cocaïne et l'eau sucrée, les souris les plus addicts le sont à l'eau sucrée !

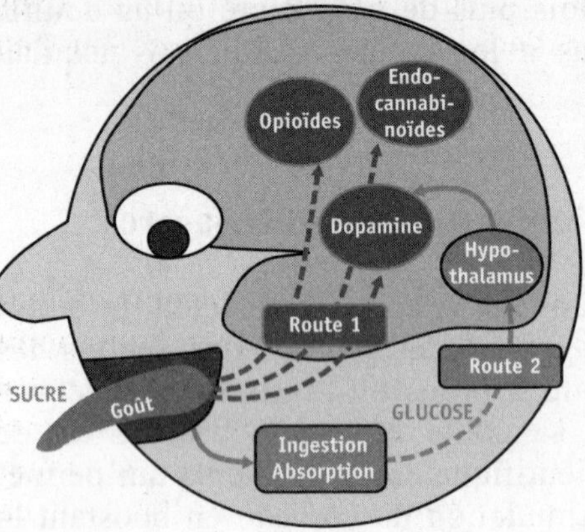

Route 1 :
route sensorielle liée au goût sucré.

Route 2 :
route métabolique liée à l'effet glycémique du sucre (c'est-à-dire au glucose).

Les 3 circuits correspondent à 3 neurotransmetteurs : la dopamine, les opioïdes et les endocannabinoïdes. Ces neurotransmetteurs sont également ciblés par les drogues.

Schéma de Serge Ahmed : les cinq circuits de la récompense.

Le sucre systématiquement utilisé dans les produits industriels est le sucre blanc, le plus raffiné. Il possède un indice glycémique très élevé, qui favorise l'hyperinsulinisme, la glycémie étant le taux de sucre (glucose) trouvé dans le sang. C'est lui qui a le plus fort pouvoir de rendre accros nos enfants.

Le mécanisme est le suivant : lorsque les capteurs de la langue détectent une arrivée massive de sucre, le cerveau déclenche la production d'insuline (l'hormone qui transforme le sucre en graisse). L'insuline protège l'organisme de l'agression en faisant chuter le taux de sucre dans le sang. Donc, le taux de sucre baisse, mais le cerveau, qui adore le sucre, envoie des compulsions sucrées et il déclenche une hypoglycémie réactionnelle. Pour parler simplement, le sucre appelle le sucre : quand le taux de sucre dans le sang chute, l'enfant replonge la main dans la bonbonnière. L'adulte aussi, mais avec un peu moins d'allant.

Céréales, du mythe à la tromperie

Les céréales constituent 90 % des petits déjeuners de nos enfants. Elles semblent en tout point idéales : nourrissantes, rapides à servir… Entre la petite dernière à réveiller, à laver, à habiller et à coiffer, le cartable du second à préparer, le cahier de correspondance du plus grand à signer, tout ça quand il faut se préparer soi-même, les céréales sont une solution pratico-pratique bien utile en ce début de journée. Je comprends ça, évidemment. C'est le principe de commodité si cher aux industriels. Sans compter que le mot « céréales » va de pair avec « sain », non ?

La réalité est bien moins rose, car ces céréales sont un concentré de sucre à haute dose : dans un bol de 30 g, comptez 11 g de sucre, c'est-à-dire le tiers. Et encore, on ne parle que de 30 g alors que beaucoup d'enfants en consomment bien plus… De son côté, l'OMS fixe à 25 g le maximum conseillé ; au-delà, on favorise l'hyperinsulinisme, le diabète latent, on crée les maladies auto-immunes, de la porosité intestinale en favorisant la migration de toutes les bactéries. Ces céréales si souriantes mettent en péril le système immunitaire, tout simplement, et cela pour la vie entière.

Diabète et obésité, la double peine

Dès le début du XXe siècle, les médecins ont mis au jour la hausse du nombre des diabètes et sa corrélation avec la hausse de la consommation de sucre. À ces courbes, il faut maintenant ajouter celle de l'obésité.

Aux États-Unis, entre 1900 et 1990, la consommation de sucre a été multipliée par soixante, à population constante. Dans le même temps, la proportion de personnes atteintes d'obésité est passée de 3 à 25 % de la population.

En 2008, le quart de l'humanité était en surpoids d'après l'OMS, ce qui représente 1,6 milliard de personnes, et plus de 200 millions d'entre elles étaient atteintes d'obésité, dont 20 millions d'enfants ! Mais ça, c'était en 2008 : aujourd'hui, on en est à 2 milliards de personnes en surpoids[3]. En 2012 en France, le surpoids concerne presque la moitié de la population[4].

Si une susceptibilité des gènes existe très vraisemblablement, elle ne suffit pas à expliquer cette pandémie d'obésité à l'échelle mondiale. Les facteurs comportementaux ont aussi la part belle… et tout ça alors que le corps humain n'a pas besoin de saccharose (sucre raffiné) pour fonctionner. L'apport en sucres complexes contenus dans les céréales non industrielles ou dans les fruits (le fructose) suffit à prodiguer aux enfants leur ration quotidienne de glucose. Une pomme, par exemple, est l'équivalent de 2 à 3 morceaux de sucre blanc, mais avec des vitamines et des fibres.

Nous pouvons préserver nos enfants de l'obésité. Nous pouvons éviter que le gras ne blesse. Commençons par mettre les corn-flakes à la poubelle, et bannissons toutes les formes de céréales industrielles.

Le rôle de l'insuline

L'hyperinsulinisme est une concentration anormalement élevée d'insuline dans le sang. Pour faire court, on a vu que l'insuline transforme le sucre en gras. Trop de sucre signifie trop d'insuline, avec deux conséquences à cette surproduction.

- L'hypoglycémie peut entraîner des malaises et, à long terme, des convulsions, des comas, voire provoquer des décès.
- Au contraire, l'hyperglycémie s'installe en cas d'insulinorésistance de certaines cellules du foie. On observe ce phénomène par exemple chez les personnes en surpoids ou obèses. Le pancréas continue de sécréter de l'insuline, mais celle-ci ne fait plus autant d'effet ; elle est comme lassée, insensibilisée. Du coup, le glucose ne pénètre plus en quantité suffisante dans le sang et nos cellules sont sous-alimentées. La personne ressent alors une fatigue chronique, et va avoir tendance à aller chercher de nouveau des produits sucrés. C'est un cercle vicieux. D'autant que, si le glucose ne pénètre plus correctement dans nos cellules, il s'accumule en revanche dans le sang et les voies lymphatiques. Du coup, la glycémie remonte en flèche et provoque à son tour une hypersécrétion d'insuline qui fatigue les cellules du pancréas. Petit à petit, le pancréas s'épuise et notre corps refuse alors le glucose. On appelle cela l'intolérance au glucose, qui ouvre la voie vers un diabète de type 2, aussi appelé « diabète sucré ». C'est le diabète le plus fréquent.

Le diabète de type 1, qui représente environ 10 % des cas de diabète, est le plus souvent héréditaire, causé là aussi par un déficit de sécrétion de l'insuline par le pancréas. Il est généralement décelé assez rapidement chez les sujets jeunes, et la composante génétique héréditaire prédomine.

Le diabète de type 2 n'est pas lié à un manque d'insuline, du moins au départ, mais à un déficit d'utilisation des cellules du glucose. Il survient en général spontanément, sans qu'on puisse lui associer un contexte familial inné, même si on peut parfois trouver une susceptibilité génétique. On lui attribue donc des facteurs « comportementaux » et environnementaux[5].

En France, on comptait en 2009 plus de 2 millions de malades atteints de diabète, qu'il soit de type 1 ou 2. Aujourd'hui, le chiffre dépasse les 3 millions. Dans le monde, l'OMS estime le nombre de diabétiques à 350 millions, contre 150 en 1980. Pas compliqué, la courbe exponentielle du diabète correspond à celle de notre consommation de sucre. Résultat : 3,4 millions de morts en 2004, et un doublement prévu par l'OMS d'ici à 2025. Le diabète va devenir la septième cause de mortalité mondiale. Je crois qu'on peut parler de fléau[6].

Comme nous venons de le voir en détail, lorsqu'un enfant sursollicite le circuit dopaminergique de la récompense (qui conditionne l'addiction), il va manger de plus en plus sucré. Fatigué, il répondra à ses coups de pompe par plus de sucre, or le sucre favorise le stockage des graisses ; la catastrophe n'est donc pas terminée !

Le capital de cellules graisseuses, c'est quoi ?

C'est le nombre de cellules graisseuses que l'enfant capitalise avant l'âge de 8 ans. L'enfant qui mange de manière anarchique, très gras ou très sucré, avant ses 8 ans produira donc un nombre plus élevé de cellules graisseuses que l'enfant qui se nourrira correctement. Ce capital de cellules graisseuses, il l'a ensuite pour toute la vie.

Ces cellules vont se remplir de graisse ou se vider, au gré des régimes et des changements d'alimentation. Une personne qui possède un grand nombre de cellules graisseuses grossira beaucoup plus facilement qu'une personne qui en possède très peu. L'enfant qui fait l'objet d'une alimentation saine et équilibrée jusqu'à 8 ans n'aura théoriquement aucune chance d'être obèse.

Comment ça marche ? Notre organisme transforme les glucides en énergie et constitue des réserves de secours ; il stocke, sous forme de glycogène dans les cellules musculaires et dans les cellules du foie, et sous forme de graisse (lipides) dans les cellules de graisse. C'est pour cela qu'on dit que le sucre se transforme en graisse.

Quand le taux d'insuline baisse, notre organisme puise dans les graisses pour nous fournir de l'énergie. Il va brûler nos graisses, comme on dit.

Dans ce mécanisme, deux enzymes, dont je vous épargnerai les noms scientifiques, jouent des coudes, et l'une d'elles a pour fonction de faire mincir les cellules adipeuses (adipocytes) dans lesquelles sont stockées nos graisses. Or, mademoiselle Insuline impressionne cette enzyme timide. Elle l'inhibe. Donc, tant que l'insuline est là, les lipides s'accumulent dans les cellules graisseuses. Cette surpopulation peut même engendrer la construction de nouvelles cellules graisseuses pour stocker les lipides non brûlés. Devant ce phénomène, mademoiselle Insuline demande aux cellules du foie de reconditionner les excès de gras sous forme de triglycérides, graisses très résistantes, au lieu de les brûler pour nous fournir de l'énergie. Vous savez, c'est ce qu'on cherche dans votre sang pour déterminer votre taux de cholestérol. Si nos graisses ne brûlent pas, elles prennent de la place et poussent les murs. Résultat ? On grossit !

Voici donc une belle association de malfaiteurs. Le sucre en est le leader, l'insuline suit et le gras fait grossir. Un enfant en surpoids restera toute sa vie exposé au diabète, aux maladies cardio-vasculaires, aux déformations du squelette et, pire encore, à certains types de cancers.

Quand le sucre fait le lit des cancers

L'ingestion de sucre raffiné produit dans les quinze minutes une chute de ce qu'on appelle les cellules ou lymphocytes NK, pour *natural killer*, des anticorps, un certain type de globules blancs. Ce sont elles qui détruisent les cellules tumorales, c'est-à-dire tous les petits cancers que nous avons tous en nous et qui, à une échelle de cinq à vingt ans, sont susceptibles de permettre à un cancer adulte de s'installer.

Quand les cellules NK baissent la garde, les cellules tumorales peuvent se rencontrer et donc s'acoquiner. Une fois agglomérées, elles vont constituer un réseau veineux autour de la tumeur et vont l'alimenter pour lui permettre de se développer. Ce processus s'appelle l'angiogenèse. Maintenant, savez-vous de quoi se nourrissent les cellules tumorales et les tumeurs ? De glucose, de facteurs de croissance, comme l'IGF1 du lait de vache, ou d'une hyperconsommation de protéines animales, c'est-à-dire de viande.

Lorsqu'un médecin soupçonne un cancer, il prescrit un PET scan, une forme d'imagerie ultraprécise qui repère et localise les sources de glucose dans le sang. L'examen se fait d'ailleurs à jeun pour que l'organisme ne soit pas perturbé par une ingestion de sucre récente, et c'est grâce au circuit veineux mis en place par la tumeur que le docteur peut la repérer. Les tumeurs sont comme nous, elles aiment le sucre[7].

L'affaiblissement de notre système immunitaire a directement à voir avec les barres glacées qui nous attendent dans le premier tiroir du congélateur. En affaiblissant le système immunitaire des enfants, le sucre favorise la porosité de leur paroi intestinale. En anesthésiant les bonnes défenses immunitaires, il permet aux populations de mauvaises bactéries de migrer, de passer la barrière et d'aller se promener dans les muscles, la peau, le système ORL, les appareils génitaux, les articulations.

C'est lui qui nourrit les mauvaises bactéries qui déclenchent l'inflammation des tissus de l'intestin. Le sucre enflamme nos petites ruelles, qui se transforment en boulevards et laissent passer des choses qui mériteraient d'être bloquées.

Et, rappelons-le une fois encore : le corps humain n'a pas besoin de sucre raffiné pour fonctionner. Alors, pour le goûter, on dit au choix :

– banane, pomme, brugnon, selon la saison ;

– chocolat noir, un ou deux morceaux, à 70 % de cacao et moins de 20 % de sucre ;
– des fruits secs en veux-tu en voilà.

C'est comme ça, tout simplement, que nos enfants deviendront rois !

Ce qu'il faut retenir

- Notre consommation de sucre est historiquement récente, mais en pleine explosion.
- Nous n'avons pas besoin de sucre raffiné pour fonctionner, mais l'organisme aime ces glucides, qui sont un excitant et qu'il lui est facile de transformer.
- Le sucre est une drogue à part entière qui sollicite les trois circuits de la récompense (addiction) – contrairement aux drogues dures, qui n'en sollicitent qu'un –, ce qui fait de lui la plus redoutable des drogues.
- Les enfants sont la cible privilégiée des industriels du sucre, qui raisonnent en parts d'estomac et en fonction du fameux « point de félicité ».
- La consommation de sucre est en constante augmentation, comme l'obésité et le diabète de type 2. Selon l'OMS, une personne sur deux sera en surpoids dans les années à venir.
- Le pancréas des enfants est moins réactif que celui des adultes, car encore en construction. Une alimentation sucrée favorise l'hyperinsulinisme et le diabète de type 2.
- Le sucre fait aussi le lit des cancers : il favorise la porosité intestinale et permet à des cellules et à des molécules qui ne le devraient pas de se déplacer un peu partout dans notre corps en migrant vers le système ORL (rhumes, allergies, sinusites chroniques…), le système urogénital (infections urinaires fréquentes, cystites…) et la peau (psoriasis, eczéma…).
- Mettre le sucre sous surveillance rapprochée est une priorité de santé publique !

Le point de vue du Dr Geberowicz

Pour aborder la question « des sucres » avec vos enfants, prenez le temps de relire le chapitre IV et de bien l'intégrer vous-même. Trois écueils sont à éviter dans vos discours à l'attention des enfants.

- **La prohibition ne fonctionne pas avec les enfants.** Vous avez compris avec Erwann que tout est question de mesure. L'interdiction totale, rigide, vient mettre le projecteur sur le produit diabolique. Les enfants, et encore plus les ados, risquent d'avoir très envie de la transgresser. Ils aiment aller comprendre ce qui se cache derrière une si grande menace. Essayez de dédramatiser : le sucre n'est pas mauvais en soi, c'est son excès qui l'est. Rappelez aussi le fait que beaucoup de sucres sont cachés.
- **Prenez soin de ne pas présenter les sucres comme des récompenses ou des exceptions festives.** Si vous mettez trop d'entrain à expliquer que, puisque l'enfant le mérite, pour une fois, il peut avoir une crêpe couverte de pâte à tartiner, il va se représenter cette récompense comme un but à atteindre. Plus tard, quand il sera autonome, il n'aura plus de freins et pourra se faire des (mauvais) cadeaux.
- **Attention à ne pas couper vos enfants de leurs relations sociales.** Expliquez-leur comment se comporter à l'extérieur, lors d'un goûter, chez des copains. Qu'ils sachent dire « non » sans offenser quiconque. Qu'ils sachent dire « oui » sans se culpabiliser, et sans avoir à vous le cacher.

5

Dire toute la vérité sur le gluten, je le jure !

Ce matin, Jérémie a eu droit à son biberon de lait chocolaté aux céréales. Avec un croissant. Il est parti à l'école avec une brioche fourrée de chocolat dans son petit cartable en prévision de la collation de 10 heures. Hum, hum… À midi, à la cantine, les enfants ont eu droit à des lasagnes et à un yaourt aux fruits. Au goûter, la nourrice lui a donné un pain au chocolat et une banane.

Voilà que Jérémie se plaint du ventre. Ça ressemble à une gastro, sans doute un virus qui traîne à l'école. Par précaution, sa maman le conduit chez le médecin, qui constate les mêmes symptômes, une gastro-entérite vraisemblablement : teint pâle, légère anémie, ventre gonflé, maux de ventre, diarrhées. Pas de fièvre. Tiens, tiens… Nous devrions peut-être faire un petit test sanguin, car il pourrait s'agir encore d'une intolérance au gluten. D'autant que Jérémie est sujet à l'eczéma, un des nombreux symptômes de l'intolérance au gluten.

Les symptômes de l'intolérance au gluten sont peu ou prou les mêmes symptômes que ceux de la gastro-entérite.

Or, au cours de la journée, Jérémie a mangé du gluten à tous ses repas. Et peut-être était-ce le cas la veille aussi. On va lui faire des tests sanguins, mais il est possible que rien ne soit décelé pour le moment. Il faudra surveiller et voir si l'arrêt du gluten fait diminuer les symptômes. Pour le docteur, ça vaut le coup d'essayer.

En Europe centrale, de 2 à 5 % de la population souffre d'une allergie, et 20 % d'une intolérance ; celle au gluten est une maladie très courante. Difficile à déceler, elle peut néanmoins prendre des formes graves. Elle touche 1 enfant sur 2 000 à la naissance, et 1 personne sur 700 à 800 dans la population générale.

En France, 6 % de la population serait intolérante au gluten[1], et de 1 à 2 % de Français le seraient sous une forme grave appelée « maladie cœliaque ». Seulement 10 à 20 % des cas seraient diagnostiqués tant les symptômes sont divers et parfois peu visibles.

On parle aujourd'hui du gluten à longueur de journée, mais, en réalité, beaucoup d'entre nous n'y comprennent pas grand-chose. Et pour les industriels, il pourrait même s'agir d'un bon filon.

Ce que je sais, c'est que ce n'est malheureusement pas un « truc de bobos ». C'est effectivement à la mode, puisque contemporain. Nous sommes en train de collecter les preuves de ses effets nocifs sur le corps humain, donc on en parle. On en parle maintenant. Parce qu'il le faut.

De la sensibilité jusqu'aux maladies

Le gluten, ce sont deux protéines végétales mélangées, la prolamine et la gluténine, plus de l'amidon. Ce sont les protéines de la famille des prolamines.

On les trouve dans les farines. Elles aident la pâte du pain à lever et elles lui donnent sa viscoélasticité pour le rendre plus facile à mastiquer. La cuisson est améliorée. L'aération de la mie aussi. En définitive, c'est une sorte de colle, « glu », comme son nom l'indique.

Dans le même temps, ce sont ces protéines qui sont à l'origine des sensibilités au gluten, ainsi que des maladies qui lui sont directement liées. Elles interfèrent avec les molécules de notre microbiote et l'affaiblissent : un peu, beaucoup, passionnément, tout dépend des gens.

Dans la « sensibilité au gluten », les symptômes sont les suivants : ballonnements, fatigue, troubles du transit, du sommeil, étourdissements, maux de tête, eczéma, stress. La maladie n'est pas détectable. Seul le passage à un régime sans gluten permet de statuer.

Plus grave est la maladie cœliaque, une affection spécifique des intestins. Il s'agit d'une maladie auto-immune, c'est-à-dire que l'organisme ne reconnaît pas ses propres organes et les attaque, provoquant une inflammation et la destruction d'une partie de la paroi intestinale de l'intestin grêle. En Amérique du Nord et en Europe, la maladie cœliaque toucherait une personne sur vingt[2].

Chez les enfants atteints de la maladie cœliaque, on note un taux anormalement élevé de sujets atteints d'hyperactivité, d'un déficit d'attention, de fatigue ou encore de troubles de l'apprentissage. Logique, car c'est tout le microbiote qui est affecté.

Explication : en même temps que le gluten, nous ingérons ce qu'on appelle des exorphines (peptides opioïdes). Ce sont des molécules, des peptides de protéines, qui ont le même effet que les endorphines. Un effet opiacé donc. Un shoot de morphine en quelque sorte, une drogue, avec une sensation tellement agréable qu'on ne peut plus s'en passer !

Ces peptides contiennent des acides aminés qui, une fois dans notre intestin, interfèrent avec certains de nos récepteurs sensoriels, entraînant des perturbations comportementales. Le professeur Karl Reichelt, médecin et chercheur en Norvège, a noté la présence de peptides dérivés de certaines formes de gluten chez des enfants atteints d'autisme, ainsi que chez des patients schizophrènes[3].

Nous l'avons vu, lorsque le microbiote est mal en point, rien ne va. Quand le gluten affaiblit notre microbiote, ce dernier a mille fois plus de chance de ne pas tolérer le gluten, et cette intolérance est accrue par des atteintes subies dans l'enfance. Un enfant à qui l'on administre trop d'antibiotiques, affaiblissant par là même son microbiote, se verra particulièrement exposé à l'asthme, aux allergies ou encore à la maladie de Crohn.

Le rôle du microbiote dans la maladie de Crohn*

En France, 1 personne sur 1 000 souffre de cette maladie. Mathias Chamaillard, chargé de recherche à l'INSERM et chef de l'équipe Récepteurs NODS-like dans l'infection et l'immunité, a mis en évidence récemment qu'un déséquilibre marqué de la flore intestinale chez des sujets atteints de la maladie de Crohn avait contribué à sa promotion, et n'en était pas seulement la résultante.
Son équipe a transplanté chez des rongeurs sains la flore intestinale de souris génétiquement prédisposées à développer la pathologie. La maladie s'est développée chez les souris saines.

L'équipe a aussi implanté la flore intestinale de souris saines chez des souris prédisposées à développer la maladie. Celles-ci ne l'ont pas développée.

Actuellement, elle essaie d'isoler la souche bactérienne pour pouvoir fabriquer, à terme, des probiotiques anti-inflammatoires capables de restaurer l'équilibre de la flore intestinale chez les patients atteints de la maladie de Crohn.

* https://www.frm.org/urgence/maladie-de-crohn.html

Du gluten jusque dans la tête

Dans un livre publié en 2013, le neurologue américain David Perlmutter montre comment notre surconsommation de glucides expliquerait l'explosion de certains troubles cérébraux : troubles de la concentration, maladies d'Alzheimer, de Parkinson, de Charcot, maladies neurodégénératives ou neurologiques. Le titre est explicite : *Ces glucides qui menacent notre cerveau ; pourquoi et comment limiter gluten, céréales, sucres et glucides raffinés* (Marabout).

Concernant le gluten, Perlmutter montre qu'il agirait comme un inflammatoire, susceptible d'irriter le système nerveux. Le processus est simple : le système immunitaire n'arrive plus à défendre l'organisme. Ce dernier produit des molécules inflammatoires contre lesquelles le cerveau ne parvient plus à se protéger.

Le plus souvent, un simple arrêt du gluten entraîne l'arrêt ou la diminution des symptômes.

Gluten et diabète de type 2

On a remarqué que de 3 à 7 % des enfants atteints d'un diabète insulinodépendant développent aussi la maladie cœliaque. Cela s'explique par le fait que les aliments contenant du gluten présentent souvent un indice glycémique élevé, or :

indice glycémique élevé = pic de glycémie = sécrétion d'insuline par le pancréas.

Plus on ingère de sucre, plus le pancréas sécrète de l'insuline, moins nos cellules y sont réceptives, phénomène de résistance à l'insuline et la voie royale à l'installation d'un diabète de type 2.

Parmi les aliments de base que nous donnons aux enfants, le pain (en particulier le pain blanc), riche en gluten, fait partie de ceux dont l'indice glycémique est le plus élevé.

Les Français consomment 70 kilos de blé par an et par personne, mais ce blé bourré de gluten n'a plus grand-chose à voir avec celui de nos ancêtres. Sucre, colle, élasticité : on comprend aisément les motivations des grands acteurs agro-industriels. Non contents de mettre du gluten partout, ils continuent de financer les recherches qui permettront de développer encore de nouvelles propriétés.

Pourtant, notre génome et notre constitution n'ont pas changé. Ce sont les mêmes que ceux de notre cher aïeul, le chasseur-cueilleur du paléolithique. L'organisme de nos enfants n'est absolument pas fait pour assimiler ce gluten ultra-méga-productif.

Nous n'avons pas besoin de blé pour vivre

L'homme est apparu il y a deux cent mille ans. Il a mangé du blé pour la première fois il y a vingt mille ans. Seulement ! Et en toutes petites quantités ! Le blé est apparu au moment de la sédentarisation, contribuant fortement au passage de l'ère paléolithique à celle du néolithique, d'abord par la cueillette de blé sauvage, dans le croissant fertile du Moyen-Orient (Liban, Syrie, sud de la Turquie).

> « Jésus vint à passer à travers un champ de blé. Ses disciples eurent faim et se mirent à arracher les épis et à les manger.
>
> Évangile selon saint Matthieu »

Ces « cueilleurs de blé » le consommaient cru ou grillé, mais ce n'était pas tâche facile, car les grains étaient petits, assez pauvres en réserves, vêtus de membranes difficiles à ôter et dépourvus de gluten. Ils ne pouvaient donc pas donner une farine panifiable. De plus, ces blés archaïques, sauvages, étaient fragiles et se fragmentaient en dispersant leurs semences. Il semble donc que les épis les plus solides aient été sélectionnés naturellement, avant même que ne germe, c'est le cas de le dire, l'idée de le mettre en culture. Une fois grillées, les céréales prenaient un goût légèrement sucré, une caramélisation due à la cuisson. Or, nous l'avons évoqué précédemment, notre organisme aime le sucre (pour notre plus grand malheur). C'est ainsi que l'homme s'est mis à penser, puis à organiser, la culture du blé, agissant sur la nature pour son profit.

Les archéologues datent aux alentours de 8000-7000 av. J.-C. cette période climatique. Le fait qu'elle ait été particulièrement froide et sèche pourrait également expliquer ce changement de mode de vie : pour améliorer ses moyens de subsistance, l'homme s'est sédentarisé afin de cultiver et de récolter son blé. Une fois le blé en main, il a réfléchi au moyen d'en faire quelque chose de plus facilement consommable, sans doute de plus goûteux aussi. La naissance de la cuisson proprement dite fait partie intégrante du processus, avec l'apparition de la poterie et de la céramique. Les contenants pour cuire et transformer aidèrent à inventer des galettes, qui deviendront des pains.

Les céréales cuites sont plus faciles à digérer ; pour nos enzymes salivaires et intestinales, la moitié du travail est faite. L'homme venait de faire un grand pas dans sa mission nourricière. Mieux alimentée, la population augmenta, faisant augmenter les rendements pour lui permettre de subsister. Les cultures se sont étendues, et cette première phase d'expansion a entraîné l'invention de nouvelles méthodes de culture et leur adaptation à d'autres contextes agroclimatiques. Jusqu'au XIXe siècle, les rendements sont néanmoins restés modestes du fait de limites importantes en termes de stockage et de protection.

C'est durant la seconde moitié du XIXe siècle, avec l'évolution des techniques et l'industrialisation, que des agriculteurs se sont spécialisés dans la sélection de nouvelles variétés de blés, le but étant toujours le même : augmenter sa productivité pour nourrir une population toujours grandissante.

Au XXe siècle, les progrès de la mécanisation ont entraîné une explosion de la productivité, même si celle-ci est inégale selon les régions du monde. Il a aussi ouvert l'ère de la modification génétique, malheureusement[4].

Bienvenue dans le monde de Frankenstein

Depuis les années 1960, on a tant hybridé (croisé) les espèces pour augmenter leur productivité qu'elles ne pourraient même pas survivre à l'état sauvage. Dingue, non ?

Dans mon livre *L'Alimentation Fitnext*, je citais mon ami et nutritionniste Denis Riché, qui s'était amusé à comparer l'évolution du gluten à celle de Mickael Jackson avec ses vingt ans de chirurgie esthétique[5]. À l'instar du chanteur, le blé est devenu méconnaissable au fil des années. Je trouvais cette image très parlante.

Aucun autre génome d'aucun autre aliment n'a subi de telles modifications en si peu de temps, et nous n'avons aucune possibilité d'en prévoir les effets sur l'organisme humain. Nous n'avons pas assez de recul, tout simplement.

Mais pourquoi a-t-on autant modifié la structure génétique du blé ? Toujours la même histoire : pour le profit. La quantité de gluten a été multipliée par trois dans les blés modernes pour permettre une plus grande élasticité, les rendre faciles à travailler et, par là même, plus faciles à commercialiser, donc plus rentables. Et ce gluten a d'autres propriétés que l'effet « colle » : il est aussi un exhausteur de goût, un épaississant et un stabilisant. Il est donc très souvent utilisé pour la préparation de divers plats préparés, céréales et autres aliments transformés.

Du gluten, on en trouve presque partout…

- Dans tous les produits à base de céréales : pains, pâtes, semoule, céréales du petit déjeuner, huile de germe de blé, pâtisseries, pâtes à tarte ou à pizza, bières, alcools de grains, comme la vodka.
- Dans tous les produits transformés : plats tout prêts de viande ou de poisson, soupes, potages ou bouillons préparés, purées de pommes de terre ou de légumes en flocons, sauces et assaisonnements préparés, mayonnaise, margarine, fromages à tartiner, charcuteries industrielles (pâté, saucisse, jambon, saucisson), chocolats industriels, confiseries, crèmes glacées, sorbets, poudres pour boissons instantanées.
- Dans des produits non alimentaires : rouges et baumes à lèvres, mascaras, produits cosmétiques, baumes pour les cheveux, gélules, colle des timbres et des enveloppes (ce que nous léchons pour « faire coller »), pâte à modeler…

Pour nos enfants, quelles sont les céréales que nous devons privilégier ?

- Le blé, l'épeautre, le blé de Khorasan (Kamut®), le maïs, le sorgho et l'orge contiennent plus de 50 % de protéines que notre organisme peine à assimiler, voire n'assimile pas du tout. Ils sont à éviter en priorité.
- Le millet, le seigle et l'avoine contiennent entre 20 et 40 % de protéines.
- Le riz (dont la farine peut être utilisée comme épaississant pour les sauces et les crèmes) en renferme seulement 5 %.

- Le sarrasin (blé noir, dont la farine procure aux papilles un petit goût de noisette), l'amarante, le quinoa et la châtaigne n'en contiennent quasiment pas.

L'amarante, une plante pleine de vertus

L'amarante, qui a la réputation de ne pas se faner et qui, de ce fait, symbolisait l'immortalité chez les Anciens, est une céréale d'Amérique, cultivée et consommée notamment au Mexique. Haute de plus de 3 mètres, la plante offre de jolies fleurs rouges qui contiennent des graines riches en protéines, en fer et en calcium.

Les Mayas l'utilisaient comme « alimentation des dieux » lors de rites religieux. Récemment, elle vient d'être désignée par l'Académie nationale des sciences des États-Unis comme le meilleur aliment d'origine végétale pour la consommation humaine.

On lui prête des bienfaits dans la prévention de maladies telles que le diabète de type 2, le cholestérol, l'ostéoporose, le cancer du côlon, l'hypertension artérielle, l'obésité ou encore la dépression.

On peut la cuisiner comme du quinoa ou bien sous forme de farine pour toutes nos pâtisseries. Les graines germées peuvent être ajoutées à nos salades, à nos yaourts, à nos jus de fruits ou à nos potages, et elles peuvent être consommées sous forme de décoction.

Chez nous, on la trouve dans les magasins bio ou sur Internet.

De si précieuses farines...

Le mot « farine » désigne une poudre obtenue après broyage de graines de céréales ou de légumineuses. En France, la plus utilisée est la farine de froment, qui désigne en réalité un mélange de différents types de blés et d'épeautre.

Les farines contiennent vitamines et minéraux au niveau du son, l'enveloppe du grain. Chaque type de farine de froment porte un numéro ; plus celui-ci est élevé, plus le taux de minéraux l'est aussi après cuisson et plus le pain est brun. Mieux vaut donc privilégier les pains les plus bruns, plutôt que les baguettes bien claires.

De nos jours, un grand nombre de boulangers ajoutent des sacs de « gluten vital » dans la pâte lorsqu'ils préparent du pain, pour favoriser la panification et rendre la fabrication à la fois plus facile et plus rapide, avec les conséquences que l'on sait... Depuis quelques années, les paysans boulangers s'insurgent contre ces pratiques. Un paysan boulanger est un paysan qui cultive son blé, transforme sa farine et fait son pain, qu'il vend ensuite. C'est un courant qui va à contresens de l'industrialisation à outrance. On trouve en ligne un très beau portrait d'un paysan boulanger, Nicolas Supiot, sous la forme de petits reportages[6].

Ces paysans boulangers renouent avec la tradition en proposant des pains au levain naturel, des pains dont les farines sont précieusement choisies et qui ne sont certainement pas fabriqués à base de farines bourrées de gluten. Ce n'est pas de l'industrie mais de l'artisanat, et celui-ci est heureusement en plein essor.

Alors quel pain pour nos enfants ?

Privilégiez d'abord un artisan boulanger ou, pourquoi pas, un paysan boulanger s'il y en a un près de chez vous. N'hésitez pas à lui poser des questions : quel type de farine utilise-t-il ? Quel type de levain ? Créer du lien, c'est plutôt chouette, selon moi, et notre société en a bien besoin.

Choisissez de préférence les farines complètes, non raffinées, bio évidemment. Vous éviterez les insecticides, les pesticides et tous les « intrants chimiques », car ce sont les premiers facteurs de pollution pour la santé de vos enfants.

Ce qu'il faut retenir

- L'intolérance au gluten n'est pas une invention de bobo ou bien une mode : c'est une vraie maladie, courante mais difficile à déceler.
- Cette intolérance peut déboucher sur des maladies graves, comme la maladie cœliaque, une maladie auto-immune qui détruit les parois de l'intestin.
- Le gluten est composé de deux protéines que l'organisme a beaucoup de mal à assimiler, mais qui sont présentes dans les farines et utilisées un peu partout par l'industrie agroalimentaire. C'est cette récente « surgluténisation » qui a donné naissance à nos intolérances.
- Le gluten affaiblit le système immunitaire de nos enfants, particulièrement en phase de construction, entre 0 et 3 ans. Inversement, un système immunitaire affaibli supporte moins bien le gluten.
- Le comble c'est que nous n'avons besoin ni de gluten ni de blé pour vivre.

Le point de vue du Dr Geberowicz

Nous sommes tous un maillon de la chaîne qui lie notre génération à la précédente et à la suivante. Nous nous devons d'essayer de bien comprendre ce qui nous a été transmis, et de faire le tri, pour garder ce qui est nécessaire.

En matière de table et d'alimentation, prenez le temps de réfléchir. En une ou deux générations, c'est un des domaines qui a le plus évolué. L'abondance, l'opulence ne sont plus des critères de prospérité, mais vous véhiculez encore peut-être des résidus de votre éducation. Par exemple, on dit encore aux enfants de finir leur assiette. Raison de plus pour ne pas trop la remplir. Testez leur appétit et tenez compte de leur état de fatigue.

Le repas familial reste un moment rituel fort. Protégez des écrans certains de ces repas, pour les partager avec vos enfants.

Observez-les sans paniquer : la plupart des enfants sont « vivants » et non hyperactifs. Ne leur imposez pas une étiquette (troubles de la concentration, de l'attention, dys...). Demandez des avis si besoin est.

De même, si 1 enfant sur 1 000 souffre de la maladie de Crohn, cela veut dire que 999 y échappent. Le sans-gluten, si vous l'adoptez, est un mode d'alimentation, une hygiène de vie, et parfois un traitement préventif.

Faites bien l'inventaire de ce qui vous a été transmis et de ce qui vous pèse. Ce dont vous voudriez vous débarrasser. Ce sont souvent des formules, des proverbes qui deviennent des devises familiales. Vous pouvez les adapter, les transformer sans vous sentir déloyal vis-à-vis de votre famille d'origine. Faites-vous aider par votre conjoint, quand c'est possible. Et réciproquement.

Pour aller plus loin, je vous invite à consulter ces articles :

- http://www.lexpress.fr/styles/saveurs/le-pain-fait-sa-revolution_1777592.html
- http://painrisien.com/le-bricheton-paris-20e-du-pain-pour-la-reunion/

Et, si vous vous intéressez aux semences, visionnez *La Guerre des graines*, un reportage réalisé par Stenka Quillet et Clément Montfort, produit par John Paul Lepers © ON Y VA ! Média (2014) :

- https://www.youtube.com/watch?v=vGtGSFneI7o

6

Amis du lait, peut-être, mais pour la vie, non merci !

Le lait et « les produits laitiers sont nos amis pour la vie », c'est ce que nous chantait une publicité à laquelle vous n'avez sûrement pas échappé. Voici un aliment dont on nous vante les mérites depuis plus de cinquante ans. Le lait, quoi de plus sain ? C'est ce qu'on donne aux bébés, voyons ! C'est blanc, c'est pur, ça nous évoque la peau douce et dodue du nourrisson, ça nous aide à grandir, et puis ça nous protège contre les fractures et contre l'ostéoporose. Un vrai produit miracle !

« Allez, finis ton bol Jérémie ! »

Au pays du fromage et des vaches, normandes, limousines, charolaises, salers, le lait, c'est quasiment une religion, une affaire d'État, toute une histoire, le thème d'une fable de La Fontaine, un bien précieux qu'il ne faut « pas gâcher ». C'est surtout ce qu'on est censé donner à manger aux enfants, à tous les enfants…

Et si on jouait un peu au jeu du vrai ou faux !

a. Le lait est un aliment indispensable à la croissance d'un enfant.
b. Il contribue à la solidité de ses os.
c. Il est riche en fer, en calcium, en protéines.

a. Vrai.
b. Faux.
c. À la fois vrai et faux.

Les laits de vache, de chèvre et de brebis n'ont pas de qualités particulières pour aider nos enfants à grandir. Aucune étude scientifique ne prouve que le lait améliore la solidité des os chez l'enfant et chez l'adolescent. Pourtant, le Programme national nutrition santé (chargé, en France, d'étudier et de formuler les recommandations officielles en matière de nutrition) nous recommande de manger trois produits laitiers par jour. Alors, est-ce qu'on nous mentirait ? Eh oui ! Purement et simplement…

C'est ce que nous explique Thierry Souccar dans son ouvrage *Lait, mensonges et propagande*[1]. D'après ce journaliste scientifique, qui connaît très bien le sujet, les industriels nous abreuvent de leurs messages de propagande avec la complicité coupable des pouvoirs publics.

Nous voici encore une fois face à des conflits d'intérêts. Un exemple ?

En avril 2012, lorsque l'ANSES (Agence nationale de sécurité sanitaire de l'alimentation, de l'environnement et du travail) doit rendre un rapport sur des liens éventuels entre facteurs de croissance, consommation de produits laitiers et cancers, ce sont pas moins de onze membres qu'elle est amenée à écarter de son comité (Nutrition humaine) parce que liés directement à l'industrie du lait. Sur ces onze personnes, huit sont directement liées à… Danone. Sur les dix membres restants, qui étaient donc censés ne pas être en situation de conflit d'intérêts, sept d'entre eux d'après Thierry Souccar l'étaient cependant. C'est effrayant !

« La plus grande réussite des marques du secteur laitier est de nous avoir convaincus que leurs produits sont notre meilleure source de calcium. » C'est ce que je disais déjà dans mon premier livre, *Et si on arrêtait de se mentir*. Je persiste et je signe, plus que jamais.

Pour commencer, je soulignerais le fait que de nombreuses civilisations (en Asie et en Afrique) n'ont jamais utilisé de lait de vache pendant des millénaires, ni chez l'enfant ni chez l'adulte, et leurs descendants sont toujours là, même si certains se sont mis à consommer des produits laitiers. C'est bien la preuve qu'on peut s'en passer. Une précision encore : le genre *Homo* est sur terre depuis 2 millions d'années, et l'élevage a commencé il y a vingt mille ans. Si on ramène cela à une année, le lait est arrivé dans la vie de l'homme le 24 décembre vers 23 heures. CQFD…

Lait, calcium : la grande supercherie

Le taux d'assimilation du calcium laitier par le corps humain est d'environ 35 %, soit deux fois moins que celui du calcium végétal. C'est prouvé. Si vous n'en avez jamais entendu parler, c'est que le lobby du lait est très, très fort en termes de communication. Il a mis en place une stratégie de propagande extrêmement performante, il faut le reconnaître. Depuis un demi-siècle, ces gens-là nous font croire que le lait serait le meilleur aliment qui soit pour nos bambins.

Les géants de la cigarette ont tracé la voie, ceux du lait ont bien retenu la leçon : ils financent largement la recherche publique, et notamment l'INRA (Institut national de la recherche agronomique). Dès que des études indépendantes remettent en cause les bienfaits et les prétendues vertus du lait, ils font immédiatement appel à des experts aux pattes bien graissées, pour mener et diffuser à large échelle des contre-études. Ces travaux manquent souvent de sérieux, au point qu'ils prêteraient presque à rire. Ils suffisent pourtant à instiller le doute dans l'esprit du public, et c'est précisément l'objectif recherché.

Par exemple, à propos du lait de soja, le lobby du lait a fait courir le bruit que le soja était plein de phyto-œstrogènes, donc dangereux, avec des risques de favoriser les cancers hormonaux. Inquiétant… mais faux ! Le soja n'est mauvais que s'il est génétiquement modifié !

La plus grande partie de la communication des industriels du lait est tournée vers les enfants.

La stratégie de communication d'une fameuse marque allemande de barres chocolatées, première marque de confiserie en Europe de l'Ouest, est axée sur la promesse des bienfaits nutritifs de ces recettes riches en lait et en goût. Un énorme mensonge : cette campagne publicitaire ne vaut pas un kopeck (on peut dire que faire passer cette barre chocolatée ou n'importe quel autre produit de la marque pour un aliment « santé » relève du hold-up marketing !).

Je vais vous répéter cette phrase comme je le fais depuis plusieurs années maintenant : la vache ne consomme aucun produit laitier, même pas un petit yaourt à la grecque de temps en temps, or elle ne souffre d'aucune carence en calcium et n'a pas de problèmes d'ostéoporose (que ceux qui ont déjà vu une vache avec une jambe dans le plâtre lèvent la main !). C'est bien dans le fourrage et l'herbe qu'elle trouve la matière première pour enrichir son lait en calcium, ce lait qui lui sert à nourrir son veau.

Le lait ne prévient pas le risque de fracture, au contraire...

L'ostéoporose est une maladie diffuse du squelette caractérisée par une diminution de la densité osseuse et des altérations de la micro-architecture des os. Ces altérations rendent l'os plus fragile et augmentent le risque de fracture.

Ce que l'on sait, c'est que l'ostéoporose est cinq fois plus fréquente en Europe et en Amérique du Nord qu'en Afrique ou en Asie. Or, en Afrique et en Asie, la consommation de produits laitiers est minime. Au contraire, elle a explosé en Occident ces quarante dernières années.

En France, dans les années 1970, la recommandation concernant l'apport en calcium issu du lait était de 450 mg par jour. Celle de l'OMS est actuellement de 500 mg. Pourtant, les autorités françaises ont fixé la barre à 900 mg. Presque du simple au double, ce n'est sans doute pas pour rien, merci les lobbies !

Résumons : le lait est censé réduire les risques d'ostéoporose, et c'est pourquoi nos autorités recommandent un taux élevé d'apport en calcium issu des produits laitiers ; pourtant, les taux d'ostéoporose explosent. Cherchez l'erreur !

Consommer trois ou quatre produits laitiers par jour, c'est trop ! Trois verres de lait, ce serait encore trop, surtout s'il s'agit de lait de vache. En reprenant l'expression du professeur Henry Joyeux dans sa préface du livre de Thierry Souccar, *Lait, mensonges et propagande*, nous assistons à un véritable phénomène de « lactoolisme » de la population française.

Le mécanisme de l'ostéoporose

Ne m'en veuillez pas, une fois n'est pas coutume, voici une petite explication scientifique…

Le calcium provenant du lait de vache est un puissant acidifiant, qui contrarie l'équilibre acido-basique de notre organisme (l'un des équilibres importants de notre métabolisme). Pour que notre corps fonctionne correctement, le pH de notre sang doit se maintenir à un niveau ni trop élevé (acide) ni trop basique (alcalin). Les cellules du sang et les os y travaillent, mais aussi les poumons et les reins. Pour une personne en bonne santé, le pH sanguin se situe autour de 7,4. Toutes les maladies se développent dans l'acidité, et c'est le cas notamment de l'ostéoporose.

Nos os se régénèrent constamment, on appelle ça le « remodelage osseux ». Ce processus s'accomplit grâce à l'action conjointe de deux familles de cellules :

- les ostéoclastes, chargés de détruire les vieux tissus osseux ;
- les ostéoblastes, chargés de la fabrication des os nouveaux.

Lorsque nous consommons des produits laitiers, notre corps est attaqué par l'acidifiant. Il déclenche alors un pare-feu en puisant dans ses réserves alcalines (une réserve permanente de bicarbonates, qui ont la faculté de tamponner immédiatement l'acidité du sang), mais aussi en prélevant du bicarbonate de calcium dans les urines et dans les os, justement ! Pour compenser ce prélèvement – tout est toujours une question d'équilibre –, nos familles d'ostéoblastes doivent travailler plus intensément pour recréer du tissu osseux.

Alors ?

Dans un premier temps, on observe un renforcement de la densité osseuse, puisque le mécanisme de remodelage osseux est sans arrêt sollicité, en suractivité. Dans un second temps, c'est l'effet inverse qui se produit. Pourquoi ? Parce que les ostéoblastes ne sont pas immortels alors que les ostéoclastes, eux, le sont.

Donc, plus nous faisons bosser les ostéoblastes, plus ils s'épuisent et moins ils pourront réparer le squelette que les ostéoclastes continueront de détruire. C'est là que l'ostéoporose s'installe. Chez les femmes, ce phénomène s'accélère à la ménopause avec la chute soudaine des hormones féminines (œstrogènes) et de la testostérone, qui participaient à la protection du capital osseux.

Pendant vingt-deux ans, plus de 96 000 hommes et femmes âgés de 50 ans ont été suivis[2], et leur consommation de lait, observée. Cette étude ne laisse planer aucun doute : le lien entre la consommation de lait et l'ostéoporose est clairement établi. Ce résultat vient affaiblir encore un peu plus la position des autorités sanitaires et de tous ces nutritionnistes si amis avec l'industrie laitière.

Mais il n'y a pas de rapport entre les enfants et l'ostéoporose…

Détrompez-vous !

Avec ses collègues chercheurs de Harvard, Walter Willett, la sommité mondiale de la nutrition, a établi une relation entre la consommation de lait dans l'adolescence et le risque de fractures plus tard dans la vie[3]. C'est clair pour les fractures de la hanche chez les hommes, le lien chez les femmes n'étant pas probant.

Une autre étude, venue de Suède, est parue dans le *British Medical Journal* [4]. La Suède détient le record mondial de consommation de produits laitiers, et celui des fractures du col du fémur chez les femmes de plus de 50 ans. Les résultats de l'étude sont saisissants.

- Les femmes suédoises qui consomment le plus de lait ont plus de fractures que celles qui en consomment moins.
- Le risque augmente de 2 % pour une consommation de deux verres par jour.
- Les femmes consommant trois verres de lait par jour voient leur risque de mortalité multiplié par près de 2 (1,93) par rapport à celles n'en consommant qu'un. Chez l'homme, le coefficient multiplicateur est de 1,1.

Le corps humain assimile mal le calcium laitier, et les lobbies du lait ont un comportement irresponsable quand ils continuent de nous faire croire le contraire. L'acidifiant contenu dans le lait affaiblit notre système osseux, preuves scientifiques à l'appui.

Nous ne sommes pas des veaux

L'industrie du lait s'échine à nous faire croire que nous avons besoin de lait autre que le lait maternel, car celui-ci serait carencé en calcium (voir notamment toutes les campagnes de communication pour les laits pour bébés). Non, le lait des mamans n'est pas carencé en calcium même s'il en contient deux fois moins que le lait de vache, ce qui est heureux !

Nous ne sommes pas des veaux ! Dame Nature sait ce qui convient à chaque espèce, faisons-lui un peu confiance, elle nous *drive* depuis des millénaires ! Le lait de vache est destiné à des veaux qui passent de 20 à 300 kilos en seulement six mois. Ce lait contient des facteurs de croissance qui ne sont pas destinés à l'homme ; lorsqu'il les ingurgite, ils ont pour effet d'accélérer de bonnes cellules, mais des mauvaises aussi.

Aux États-Unis, on a observé que l'hyperconsommation de lait de vache était visible sur le squelette des enfants : les petits Américains sont très grands, avec des fémurs très longs, et ils sont souvent en surpoids.

L'IGF-1 est une hormone de croissance que l'on trouve en abondance dans une brique de lait. Les sportifs la connaissent bien : c'est un produit dopant (j'en ai moi-même consommé). Comme tout produit « dopant », cette hormone expose à de nombreux effets secondaires, comme des cancers des testicules ou de la prostate, ainsi que des maladies auto-immunes. Ces maladies, nous les retrouvons souvent chez les sportifs. Par ailleurs, les vaches d'élevage nourries aux OGM et/ou avec des fourrages bourrés de pesticides consomment plus d'oméga 6 que d'oméga 3, déséquilibre qui se transporte dans notre organisme. Elles sont, en outre, constamment piquées aux hormones et inséminées pour produire du lait de façon continue. Elles passent leur vie à accoucher et sont constamment pleines d'œstrogènes, ce qui favorise les cancers hormonodépendants, comme le cancer de la prostate chez l'homme et le cancer du sein chez la femme.

Une étude assez récente démontre que les intolérants au lactose sont moins touchés par les cancers.

À l'inverse, une étude suédoise publiée dans le *British Medical Journal* montre que les plus gros consommateurs de lait ont des marqueurs plus élevés concernant deux substances : la première se trouve dans les urines et est associée au stress oxydatif (8-iso-PGF2α), la seconde, dans le sang, est associée à l'inflammation chronique (interleukine-6). Les auteurs de l'étude pensent que le lait exerce des effets négatifs *via* sa teneur en D-galactose, un sucre qui favorise pas mal de maux : le stress, l'inflammation chronique, la neuro-dégénération, une défaillance du système immunitaire et jusqu'à des modifications d'ordre génétique.

Pour Thierry Souccar, une étude ne fait pas tout, mais celle-ci est cohérente avec d'autres études qui montrent des risques plus élevés de fractures dans les pays gros consommateurs de laitages et de calcium. Quoi qu'il en soit, les pouvoirs publics devraient cesser d'inciter la population à surconsommer lait et laitages pour des bénéfices osseux inexistants et tenir désormais un discours de modération (éviter les laitages quand on ne les tolère pas, sinon les consommer pour le plaisir, sans dépasser deux portions quotidiennes)[5].

On peut donc dire que le lait de vache contient tout ce qu'il faut pour faire grandir un veau, mais qu'il contient des choses qui ne conviennent pas à nos enfants. Les hormones favorables à la croissance du petit veau ont un effet dévastateur chez l'homme.

Un régime… de vache

La vache mange de l'herbe, du fourrage, cela dépend de la façon dont elle est élevée, de l'endroit où elle se trouve. Or c'est ce qu'elle mange ou ne mange pas qui fera la qualité nutritionnelle du lait.

C'est dans l'herbe qu'elle puise le calcium et les minéraux. Une vache qui broute de l'herbe fraîche dans un pâturage éloigné des pesticides donnera un lait bien meilleur d'un point de vue nutritif qu'une vache enfermée dans son étable, nourrie au soja et au maïs importés, souvent OGM et bourrés de pesticides, percluse d'antibiotiques pour empêcher la prolifération de maladies liées à la proximité de ses congénères. Plus une vache consomme d'herbe fraîche, plus elle produit d'oméga 3, et les oméga 3 réduisent nos inflammations…

Environ 75 % de la population mondiale est intolérante au lait à l'âge adulte (OMS) parce que nous ne sommes plus équipés pour digérer le lait une fois passé l'âge de 3 à 4 ans. J'explique… Quand nous avons 4 ans, notre organisme, qui jusque-là produisait de la lactase, cesse de le faire. La lactase, c'est cette enzyme nécessaire à l'assimilation du lactose, le sucre contenu dans le lait, par l'organisme humain. Nous sommes ainsi constitués, car les premiers hommes ne consommaient plus du tout de lait une fois sevrés. Ce n'est que vers 10000 av. J.-C., avec l'invention de l'élevage, qu'a commencé la consommation de lait, mais certainement pas dans les mêmes proportions qu'aujourd'hui.

Nous avons parlé du microbiote et du fonctionnement de notre second cerveau, l'intestin. Nous avons vu combien les sucres contribuaient à fragiliser nos intestins, provoquant notamment ce qu'on appelle la porosité intestinale. Le lactose est un sucre, un glucide qui ne sera pas transformé par nos bactéries intestinales, qui n'ont plus l'enzyme nécessaire à cette transformation. Les conditions seront alors réunies pour favoriser un terrain allergique et/ou intolérant. Les particules de lactose non assimilées vont glisser le long de la paroi intestinale et venir alimenter les bactéries du gros intestin. Ainsi apparaîtront gaz, ballonnements et diarrhées.

Et puis, n'oublions pas qu'une vache qui mange de l'herbe est beaucoup moins sujette aux flatulences que celle qui est nourrie avec des céréales. Celles-ci perturbent le système bactérien intestinal et augmentent la production de gaz, du méthane précisément. Ce gaz à effet de serre est vingt-cinq fois plus puissant que le CO_2. Il fait d'ailleurs partie des gaz que les États signataires du protocole onusien de lutte contre le réchauffement climatique se sont engagés à réduire. Si les céréales perturbent le système intestinal de la vache, elles perturbent aussi directement notre propre système intestinal et celui de nos enfants, mais également la biosphère, et donc tout notre environnement.

Les symptômes d'une intolérance au lactose

Troubles digestifs, ballonnements, diarrhées, maux de ventre ou constipation, nausées, vomissements, migraines, douleurs osseuses ou musculaires, troubles des articulations, troubles dits inflammatoires, tels l'acné, les cystites, les troubles gynécologiques, du système ORL ou de la mémoire, manque de concentration : nous obtenons un beau panel de symptômes !

Le lactose est partout

C'est ce que nous explique Marion Kaplan dans *Paléobiotique ; la méthode Marion Kaplan**. Le lactose est un des petits chouchous de l'industrie agroalimentaire, qui l'utilise comme elle utilise le gluten, c'est-à-dire pour tout, en tant que conservateur ou « colle ». Le pouvoir sucrant du lactose est inférieur aux autres sucres, mais il ne se dégrade pas sous l'effet des levures : pain, préparations culinaires, gâteaux industriels, chips, charcuterie (oui !), mais aussi pharmacologie, cosmétologie, homéopathie, il est partout, avec pour conséquence la multiplication des cas d'intolérance.

* Thierry Souccar Éditions, 2015.

Lactose et gluten, des points communs

Les intolérants au gluten le sont souvent aussi au lactose. Pourquoi ? Parce que la porosité intestinale provoquée par l'intolérance au gluten laissera passer les molécules de lactose avant qu'elles n'aient été correctement transformées.

Si les laits de chèvre et de brebis sont moins nocifs que le lait de vache, tous les laits contiennent de la caséine, une protéine qui colle, comme le gluten. On trouve même des colles à base de caséine ! Est-ce que vous mangeriez de la colle ?

La caséine est une protéine que l'homme ne fabrique pas, qu'il ne connaît pas et qu'il doit donc neutraliser en fabriquant des anticorps. Pendant ce processus, il libère de l'histamine. En trop grande quantité, elle provoque maux de tête, écoulements du nez, ballonnements, vertiges, nausées, douleurs abdominales, bref, rien que des choses sympas !

La caséine elle-même est largement soupçonnée d'enflammer les articulations musculaires (arthrite, rhumatismes). Dans le tube digestif, elle se transforme en une molécule dont la formule chimique serait proche de celle des opiacés, tels que la morphine, l'opium ou l'héroïne ! Comme le sucre, la caséine est donc une drogue, dont nous n'avons pas du tout besoin dans notre assiette. On imagine bien qu'elle est susceptible, en passant la barrière hémato-encéphalique, de faire des dégâts dans le cerveau.

Dans les urines de patients atteints de schizophrénie, d'autisme, de psychose, d'épilepsie, de dépression ou de mongolisme – des pathologies de type neurologiques, donc –, on aurait retrouvé des taux anormaux de peptides de gluten… et de la caséine[6] !

Lorsque j'étais le « monsieur Bien-être » de l'émission de Stéphane Bern, « Comment ça va bien ? », j'ai présenté une chronique sur le lait et ses méfaits. J'étais allé interviewer Marie Tagliaferro, chef pâtissière de Helmut Newcake, la première pâtisserie parisienne 100 % sans gluten. Avant d'ouvrir cet endroit, ces passionnés de pâtisserie s'étaient aperçus que les personnes intolérantes au gluten l'étaient également au lait de vache, donc au lactose. En plus d'être sans gluten, les productions sont donc également sans lactose. Marie utilise des laits végétaux – laits de noisette, d'amande, de soja –, et des huiles bio pour remplacer le beurre.

Les débuts ne furent pas évidents. Pour certains produits, les choses ont pris du temps : il fallait imaginer les transformations, adapter les recettes... Aujourd'hui cependant, vous pouvez y trouver à peu près toutes les pâtisseries que vous trouvez ailleurs, à la différence près qu'elles sont sans gluten, sans lactose, plus légères et plus douces pour nos enfants, et pour nous aussi d'ailleurs.

Pour toutes les raisons invoquées plus haut, j'affirmerais donc que faire boire du lait de vache à nos enfants au-delà de 4 ans c'est les exposer aux dangers divers et variés du lactose, et c'est risquer d'affaiblir considérablement son système immunitaire et de le rendre antibiorésistant... à vie.

Beaucoup d'autres sources de calcium existent

On trouve du calcium partout ou presque ; celui issu de végétaux, notamment, est souvent d'excellente qualité.

- Les crucifères, comme le brocoli, les épinards, la mâche, le chou vert cuit, le chou rouge cru.
- Certains fruits et les fruits à coques, telles les noix du Brésil et les amandes (elles fournissent de 40 à 200 mg de calcium pour 100 g consommés).
- Les condiments, comme les oignons rouges ou blancs et les échalotes ; la cannelle, le sésame et le cumin.

- Les eaux minérales à forte teneur en calcium.
- Enfin, les poissons type sardines, surtout si on mange aussi les arêtes (on peut facilement les broyer avec la chair, puis étaler la préparation sur de bonnes tartines de pain au levain naturel grillé ; c'est succulent !).

Pour info, cannelle, sésame, cumin, chou vert cuit, chou rouge cru, épinards cuits et brocoli contiennent, à poids égal, plus de calcium que le lait. Donc, si on pouvait une bonne fois pour toutes arrêter de dire que le calcium se trouve essentiellement dans le lait, ce serait pas mal !

En attendant les tartines de sardines, on peut aisément remplacer le lait de vache de nos petits bouts par des laits végétaux :

– lait d'avoine ;
– lait d'épeautre ;
– lait de soja ;
– lait de coco, idéal pour tout ce qui est pâtisserie ;
– lait de riz ;
– lait d'amande.

Certaines marques proposent même des mélanges de deux laits végétaux, par exemple lait de riz et lait de coco. Ce mélange est plus subtil que le lait de coco, mais avec cette même douceur ; c'est un vrai délice, et il passe très bien auprès des enfants (testé et approuvé). Pour le titre de remplaçant du lait, ce ne sont pas les postulants qui manquent. Si on osait, on dirait même que nous avons vachement le choix ! Je suis passé par là !

Pour faire abandonner le sacro-saint lait de vache à vos enfants, vous allez peut-être devoir vous armer de patience, mais sachez qu'elle finit toujours par payer.

Au début, ils trouveront ce nouveau lait bizarre, voire écœurant, mais ils s'y habitueront au bout de quelques tentatives, il suffit d'insister. Pour les plus récalcitrants, une méthode qui a déjà fait ses preuves est un sevrage en bonne et due forme : on commence par mélanger une petite quantité de lait végétal au lait de vache, puis, au fur et à mesure des jours, on augmente la proportion de lait végétal... Le passage se fait ainsi en douceur. Résultat quasi garanti !

« Jérémie, termine ton bol de lait d'amande ! »

Nos enfants peuvent recevoir la dose de calcium quotidienne nécessaire au travers d'une alimentation variée et largement végétale. Nous ne sommes pas condamnés à les nourrir comme des veaux. Ne l'oubliez pas, c'est l'exposition qui fait le poison. Je ne dis pas qu'il faut absolument tout arrêter et que vous devez vous trimballer partout avec vos provisions sans lactose. Jérémie peut évidemment manger les crêpes Suzette préparées par la maman de son petit copain Antoine. L'important, c'est son fond nutritionnel.

Ce qu'il faut retenir

- Les vaches ne boivent pas de lait et n'ont aucun problème d'ostéoporose ou de fragilisation du système osseux. Faire boire du lait à nos enfants, ce n'est pas les prémunir contre les factures. En revanche, l'apparition de certaines maladies qui pourraient être liées à la consommation de lait nous interpelle.
- Le lait maternel n'a rien à voir avec le lait de vache, et le veau n'est pas notre cousin : ce qui est bon pour lui ne l'est pas forcément pour nos enfants.
- Le lait de vache est adapté à nos enfants jusqu'à l'âge de 3 à 4 ans. Ensuite, l'enzyme qui permet de digérer le lactose disparaît.

- Faute de cette enzyme, 75 % de la population mondiale est intolérante au lactose.
- Quand nous donnons du lait de vache à nos enfants, ils ingèrent indirectement aussi du blé, du maïs, du soja, le plus souvent dénaturés car issus de cultures OGM, sans oublier des pesticides et des antibiotiques, qui détruisent leur microbiote.
- Les protéines du lait sont très actives et peuvent accélérer la multiplication des cellules, ce qui devient problématique en cas de cancer.
- Les produits laitiers ne sont pas « nos amis pour la vie », n'en déplaise aux grands groupes industriels.
- Les besoins en calcium peuvent être comblés par du calcium d'origine végétale, bien meilleur que le calcium laitier.

Ce qu'il faut faire

L'enfant de 0 à 6 mois (au minimum, de 0 à 4 mois révolus)
Dans cette tranche d'âge, l'enfant a besoin d'une alimentation très particulière en raison de l'immaturité de son tube digestif. Idéalement, il faut du lait maternel.
Lorsque la mère ne veut ou ne peut allaiter, nous utilisons des laits industriels maternisés premier âge, qu'on appelle de façon plus courte « laits premier âge » et qui imitent la composition du lait maternel.
Par culture, et aussi en raison de la puissance de l'industrie laitière, on utilise comme base du lait de vache qu'on transforme pour le faire ressembler au lait maternel. En réalité, on pourrait partir de n'importe quelle base : lait animal (chèvre, jument) ou végétal. L'important est de le transformer pour ensuite se rapprocher le plus possible de la composition du lait maternel.
Alors, bien sûr, il existe des laits maternisés premier âge qui utilisent autre chose que du lait de vache. Voici deux exemples de lait premier âge avec du riz comme base :
- Prémiriz 1er âge (http://www.greenweez.com/premibio-premiriz-1er-age-0-6-mois-900g-p73285) ;
- Modilac riz expert 1er âge (http://www.consobaby.com/avis-modilac-expert-riz-1er-age-800-g-modilac.html).

Ces laits contiennent la même quantité de calcium que ceux à base de lait de vache, bien sûr.

L'enfant de 5-6 mois à 1 an

À cet âge, le tube digestif du bébé a atteint une certaine maturité, et on peut commencer la diversification.

Du coup, l'enfant a pratiquement accès à toute la nourriture disponible pour les adultes, à condition de la mixer. On continue toutefois à utiliser des biberons contenant un lait un peu différent du précédent, un lait deuxième âge.

C'est exactement le même principe que le lait premier âge. On utilise une base de lait de vache ou autre qu'on transforme.

Bien entendu, il y a des laits deuxième âge qui ne sont pas faits avec du lait de vache, par exemple (liste non exhaustive) :

- Prémiriz 2e âge (http://www.greenweez.com/premibio-premiriz-2eme-age-6-12-mois-900g-p73290) ;
- Modilac riz expert 2e âge (https://www.modilac.com/nos-produits/6-12mois/modilac-expert-riz-2).

Ils contiennent la même quantité de calcium que ceux à base de lait de vache, bien sûr.

L'enfant entre 1 et 3 ans

Le tube digestif est mature, aussi l'enfant peut-il manger la même chose que les adultes, toujours en mixant, bien sûr, et il peut commencer à manger des aliments solides. Les enfants de cet âge peuvent boire les laits faits pour les adultes, qu'ils soient animaux ou végétaux.

Même si c'est un peu commercial, il existe des laits dits de croissance, les laits troisième âge. Là aussi, il existe des laits troisième âge qui ont une base végétale, par exemple (liste non exhaustive) Prémiriz 3e âge (http://www.nouribiomarket-34.com/premiriz-3-age-900g/1273/139).

Ils contiennent la même quantité de calcium que ceux à base de lait de vache, bien sûr.

Quant à la possibilité pour les enfants de 0 à 3 ans de se passer totalement de lait de vache, elle est scientifiquement prouvée avec des études*.

* Growth of Vegetarian Children : the farm study JoanM. O'Connell, MHS, Michael J Dibley, MB BS, Janet Sierra, RN, Barbara Wallace, PhD, James S. Marks, MD, MPH, and Ray Yip, MD, MPH from the division of nutrition, center for health promotion and education, center for disease Cntrol, Atlanta, Georgia, and the Farm, Summertown, Tenessee. Vegetarian diets and children. TAB and Sheela Reddy.

Le point de vue du Dr Geberowicz

Les besoins de votre enfant varient avec son âge. En lui expliquant la croissance et la maturité, vous l'aiderez à comprendre les effets du temps et à apprécier le présent. Le lait maternel et le lait de vache, nécessaires pendant les premières années, le sont moins par la suite. Faites des tableaux en fonction de l'âge (taille, poids, produits laitiers nécessaires, vaccins utiles et obligatoires). Ainsi, il suivra son évolution, et pourra plus facilement abandonner ce qui n'est plus « de son âge ».

Un ami pédiatre m'a expliqué qu'il était important de savoir dire non aux enfants. Pas seulement parce que c'est nécessaire, pour qu'ils respectent votre autorité, mais aussi parce que ça apprend aux petits à comprendre la temporalité.

En effet, la conscience du temps se fait petit à petit. Avant 5-6 ans un enfant ne peut pas se représenter « la semaine prochaine », « pour les vacances » ou même « on se dépêche, on va être en retard ». Quand on dit à un enfant « non, pas tout de suite, après le repas », on lui fait comprendre qu'il est possible de sortir du « tout, tout de suite » ou du « jamais », qui participent à le rendre intolérant à la frustration.

On lui apprend, quand il est pertinent de le faire, à attendre, à ne pas se précipiter.
Il est alors important de tenir sa promesse. Savoir se préparer à recevoir quelque chose sans s'impatienter est un apprentissage à la sagesse et à la modération.
Ne le faites que si c'est compréhensible : frustrer seulement pour apprendre à supporter la frustration est une stratégie injuste et autoritaire.

7

Les enfants malades de la viande, petits contes d'une folie ordinaire

Lorsque j'étais enfant, j'adorais les banquets d'Obélix, ces repas gargantuesques au cours desquels Obélix empilait les carcasses de sanglier comme certains les ailes de poulet.

« Finis ta viande Jérémie ! »

Pauvre Jérémie, décidément : après le lait, maintenant, c'est la viande. Manger de la viande permet de devenir grand et fort ? Eh non, désolé, là encore il s'agit d'une légende populaire.

Cancérogène et cancérigène, une nuance subtile

L'OMS vient de classer comme « cancérogène » la surconsommation de viande.

Pour le Petit Larousse et l'Institut national du cancer, cancérogène et cancérigène sont des synonymes. Pour certains professionnels de la santé, une petite nuance existerait cependant : « cancérogène » désignerait une substance favorisant l'apparition d'un cancer et « cancérigène » serait à utiliser pour parler d'une substance favorisant le développement d'un cancer. Nuance subtile. Quant au mot « carcinogène », il s'emploie pour parler des cancers de la peau. Mieux vaut ne pas avoir à l'utiliser…

Voilà un siècle qu'on nous dit qu'il faut manger de la viande. Je l'ai appris à l'école. Je me souviens encore des graphiques : jaune pour les céréales, rouge pour la viande. Idéalement, on devait même en manger à chaque repas.

Alors c'est quoi ce nouveau délire ?

Justement, ce n'est pas un délire. Tout comme pour le lait, je me suis penché très attentivement sur le cas de la viande. Il y a maintenant plusieurs années, j'ai découvert que ni nous ni nos enfants n'en avons besoin. Pire : la viande ne rend ni plus fort ni plus grand, au contraire. Elle tend à affaiblir notre organisme et celui de nos enfants.

Parlons un peu technique…

Que se passe-t-il dans le corps de Jérémie quand il mange de la viande[1] ?

Jérémie est tout jeune, il risque d'être moins disposé à mastiquer longtemps. Oui, c'est fatigant, de mastiquer. Sa salive peinant à assouplir la chair, il va finir par avaler des morceaux presque intacts. Même si nous lui avons coupé sa viande en tout petits morceaux, ce n'est pas bon pour lui. Même petits, ces morceaux sont trop gros. Ils vont passer dans son estomac, puis dans son intestin grêle et enfin dans son colon, pour se diriger vers la sortie. Enfin… s'ils l'atteignent !

Explication : durant ce long trajet sinueux, une partie des morceaux de viande vont progresser à bonne allure et être évacués rapidement. Une autre partie, en revanche, va avoir plus de mal à faire ce même chemin et finira par se coincer dans les anses des intestins. Une fois la viande coincée, c'est foutu, elle stagne et fermente. Et c'est comme ça quasi systématiquement. En fermentant, cette viande va produire des résidus, et ces résidus sont potentiellement toxiques. Dans les protéines animales, on trouve en effet des minéraux, comme le chlore, le phosphore ou le soufre, qui, une fois métabolisés, produisent de l'acide chlorhydrique, de l'acide phosphorique et de l'acide sulfurique.

Cette décomposition de protéines produit aussi de l'acide urique, un acide déjà présent naturellement dans notre corps, sous forme de traces dans le sang, puisqu'il provient de la décomposition des cellules mortes. La viande est donc susceptible d'augmenter le taux d'acide urique dans le sang, comme, plus généralement, la consommation de protéines animales (viande, poisson, fromage fermenté), la consommation d'alcool (mais, normalement, cela ne concerne pas nos enfants), les efforts physiques et l'absorption de certains médicaments. Or, la capacité des reins et du foie à éliminer l'acide urique est très limitée. Les carnivores, eux, possèdent l'urase, une enzyme essentielle qui leur permet de la traiter. Du coup, Jérémie va avoir du mal à se débarrasser de cet acide urique, alors que cette substance n'est pas bonne pour l'organisme puisqu'elle l'acidifie. Nous avons vu combien il était mauvais pour l'être humain que l'équilibre acido-basique ne soit pas respecté. Pour contrebalancer l'excès d'acide, l'organisme puise dans son stock de minéraux aux pouvoirs alcalinisants. Ce processus défensif induit grosses fatigues, problèmes rénaux, constipation, crampes et douleurs articulaires, et il aggrave l'ostéoporose.

C'est la raison pour laquelle nous devons porter une attention toute particulière aux régimes que peuvent suivre nos ados. Il faut absolument éviter les régimes hyperprotéinés, que ce soit pour maigrir ou pour prendre du muscle. Une étude parue en 2010 dans la revue américaine Annals of Internals Medecine, qui a suivi 130 000 personnes sur vingt ans, a mis en évidence que ce type de régime augmentait de 23 % le risque de mourir prématurément chez les personnes qui le suivaient (crise cardiaque et cancers notamment). Quant aux troubles qui en découleraient ils sont nombreux : troubles de la vision, constipations sévères, calculs rénaux, voire insuffisance rénale, migraines, mauvaise haleine, fatigue extrême. Dans ces régimes, on demande de boire énormément d'eau pour suppléer à l'acidité provoquée par une surconsommation de protéines, mais ce n'est pas bon. À boire autant d'eau, on lessive l'organisme et on perd les sels minéraux essentiels. Pour rétablir son équilibre acido-basique, l'organisme ira taper dans les tissus musculaires, osseux et tendineux. Articulations, dents et cheveux seront alors mis à mal.

Restons attentifs à nos enfants grandissants, qui ont parfois du mal avec leur « peau » !

Donc, quand Jérémie mange de la viande, cela ne se passe pas toujours sans encombre à l'intérieur, puisque les humains ne sont pas faits pour en consommer en grande quantité.

Une surconsommation et des pathologies

Aujourd'hui, nous savons que surconsommer de la viande nuit à la santé. Pourtant nous sommes, nous Occidentaux, en surconsommation. Chaque Français dévore en moyenne 67 kilos de viande par an. Deux fois plus que ses grands-parents. Trois fois plus que ses arrière-grands-parents.

Avant la Seconde Guerre mondiale (encore elle), on ne mangeait de la viande que deux fois par semaine. Trois fois au maximum, chez les nantis. Aujourd'hui, toutes classes confondues, on n'est pas loin des deux fois par jour.

Quelles pathologies une surconsommation de viande entraîne-t-elle ? Eh bien, les maladies cardio-vasculaires, le cancer colorectal et le diabète (encore lui… on va peut-être cesser de s'étonner de l'inflation que subit sa courbe, vu qu'on fait tout pour en faciliter l'ascension).

Des études montrent que, quel que soit le degré d'exposition à un agent cancérigène, les protéines animales font la différence et que, lorsqu'on ingère trop de ces protéines, c'est le début de la fin.

Ainsi, en exposant des rats de laboratoire à une substance carcinogène, puis en donnant à un groupe d'entre eux un régime comprenant 5 % de protéines animales et à un autre un régime en comprenant 20 %, l'équipe du professeur T. Colin Campbell a découvert que le premier groupe, celui nourri à seulement 5 % de protéines animales, développait moins de cancers du foie[2].

De plus en plus d'études montrent que les personnes qui mangent peu de protéines animales, et surtout pas de viande, ont une espérance de vie plus longue.

En 2013, le Dr Michael J. Orlich de l'université de Loma Linda, en Californie, a publié les résultats d'une étude menée pendant six ans sur 73 308 hommes et femmes. Ces personnes ont été classées par groupes selon leur régime alimentaire :

– les non-végétariens ;
– les semi-végétariens ;
– les pesco-végétariens ;
– les lacto-ovo-végétariens ;
– les véganes (aucun produit provenant d'animaux).

Il en résulte que, sur ce large panel de personnes, le taux de mortalité, toutes causes confondues, est diminué de 15 % chez les véganes, 9 % chez les lacto-ovo-végétariens et 8 % chez les semi-végétariens[3].

Pour étudier un comportement alimentaire et voir s'il est bon ou non pour la santé, il faut étudier la mortalité globale. Cela a été fait avec le végétalisme, et les études les moins favorables ont démontré qu'il y a moins de morts par maladie cardio-vasculaire, cancer du côlon et cancer de la prostate.

Les études démontrent aussi que ce régime alimentaire a un effet positif important sur le diabète de type 2, ainsi que sur les problèmes de cataracte.

Donc, consommer trop de viande rend malade, tout simplement. En même temps, cela me paraît logique. Nous ingérons un aliment, mais ne possédons pas l'enzyme pour le transformer. Ce processus, qui ne peut être achevé, va forcément affaiblir le microbiote de nos enfants.

Nous ne sommes pas des carnivores, la viande détruit notre microbiote

Comment ?

Commençons par le haut. Notre mâchoire n'est pas faite pour déchiqueter de la viande – nous n'avons pas de vraies canines, par exemple –, c'est pourquoi nous avalons des morceaux souvent trop gros et n'effectuons pas tout à fait comme il le faut le pré-travail de l'intestin. L'expression française « mâcher le travail » prend ici tout son sens, puisqu'une mastication active « mâche le travail » des enzymes, qui prennent le relais dans l'intestin.

L'homme est un omnivore, c'est vrai. Il mange des aliments d'origine animale ou végétale, la part de l'un et de l'autre dépendant de l'époque, mais aussi du pays et des choix culturels. En revanche, ses intestins sont ceux d'un herbivore.

Nos intestins mesurent 7 mètres pour nous permettre de conserver les aliments et d'en extraire acides aminés et molécules nécessaires au bon fonctionnement de notre organisme. C'est son plus gros labeur. *A contrario*, les carnivores possèdent des intestins qui vont de 1,1 à 1,3 mètre, justement pour éviter que les morceaux de viande ne se putréfient et ne produisent des toxines. Un intestin court permet de les absorber et/ou de les expulser plus rapidement.

D'autre part, le foie d'un carnivore est bien plus adroit à éliminer les toxines, il peut éliminer dix à quinze fois plus d'acide urique grâce à l'urase, une enzyme que nous autres humains ne possédons pas.

Nous ne sommes pas des carnivores. Nous ne sommes pas ergonomiquement programmés pour manger de la viande.

La viande a donc bel et bien une action destructrice sur notre microbiote, qui n'est pas programmé pour digérer ces protéines extraites des produits carnés. Au vu de sa fonction primordiale et du fait qu'il se constitue entre 0 et 3 ans, ne devrait-on pas se tourner pour nos enfants vers d'autres sources de protéines ?

« Mais, Jérémie risque d'avoir des carences, non ? »

Non ! Tout comme pour le lait, et loin de l'idée reçue, la viande n'est pas notre source première de protéines. Avant, il y avait une légende qui disait que, dans les légumes, il n'y avait pas toute la chaîne des acides aminés. Il en manquait. C'est faux.

Rayon fruits et légumes

En 2003, l'OMS a publié un document intitulé « Initiative de promotion des fruits et légumes ». Que dit ce document ? Tout simplement qu'une faible consommation de fruits et de légumes fait partie des dix facteurs de risque pour la mortalité globale. Il précise que 2,7 millions de vies humaines pourraient être sauvées chaque année avec une consommation suffisante de fruits et légumes.

Jérôme Bernard-Pellet, docteur généraliste spécialiste du végétalisme, s'exprime sur le sujet, également en ce sens[4].

Nos enfants peuvent se nourrir uniquement de légumes et ne manquer de rien. Pour n'avoir aucune carence, il suffit d'associer correctement les aliments, protéines, graisses, légumineuses et céréales, qui permettent d'apporter tous les acides aminés essentiels dont l'organisme a besoin. En gros, il s'agit de prendre soin de son microbiote. Preuve en est, ma petite dernière est en pleine santé, elle fait du sport et respire la joie de vivre, et pourtant elle ne mange pas de viande !

Arrêter ou diminuer la consommation de viande de nos enfants nous fait peur ; on parle souvent de carences en calcium, en vitamine B12, en créatine. Le Dr Bernard-Pellet soulève ici un point de comparaison entre la France et l'Angleterre. Là où, en France, le Programme national nutrition santé conclut que les végétaliens sont carencés, il n'en est rien en Angleterre, où l'équivalent de notre Agence nationale de sécurité sanitaire de l'alimentation, de l'environnement et du travail (ANSES), la Food Standards Agency (FSA), conclut que même un végétalien peut assurer ses apports en vitamine B12, vieillard, femmes enceintes et enfants inclus.

La seule chose qui peut manquer à un végane, c'est la vitamine B12 – essentielle pour notre système nerveux et notre système sanguin –, car il n'y a pas de source végétale de vitamine B12. Aujourd'hui pourtant, on peut suppléer à cette carence unique, même si, encore une fois, il ne s'agit pas forcément de devenir végane, mais de diminuer sa consommation de viande. On trouve de la vitamine B12 dans les produits laitiers (pas de vache, hein !) et les œufs.

Selon certaines études d'ailleurs, la vitamine B12 provenant de produits laitiers de chèvre ou de brebis (lait, fromage…) serait mieux assimilée que celle provenant de la viande et des œufs[5-6].

Pourquoi ?

- Plus l'aliment est facile à digérer, mieux la vitamine B12 est assimilée, or les protéines ne font pas partie des aliments les plus digestes pour notre organisme.
- Le facteur chargé du transport de la vitamine B12 dans notre corps ne peut en transporter que de 1,5 à 2 microgrammes par repas vers la partie basse de l'intestin grêle, où elle peut être assimilée.

On trouve de la vitamine B12 dans le fromage de chèvre et les œufs de poules élevées au grand air, par des éleveurs qui respectent les bêtes et qui fabriquent de bons produits. Ajoutons à cela tous les légumes et les fruits qui existent sur terre – à consommer de saison, car c'est forcément là qu'ils sont les meilleurs, et qui sont vecteurs de ce dont nos enfants ont besoin –, de bonnes céréales complètes… Il n'y a vraiment aucune raison pour que nos enfants souffrent de carences en diminuant leur consommation de viande.

Nos meilleurs alliés pour éviter toute carence

- Soja
- Tofu
- Tempeh
- Seitan (consommé en Asie depuis deux mille ans)
- Légumineuses (haricots, fèves, pois, lentilles, pois chiches et pois cassés)
- Céréales (avoine, blé, boulgour, millet, orge, quinoa, seigle, riz)
- Amandes
- Graines (sésame, courge, lupin, tournesol)
- Fromage (chèvre et brebis)
- Œuf de poule
- Le lait et le yaourt ne contiennent qu'une très faible quantité de vitamine B12.

Donc, même si nous trouvons plus de vitamine B12 dans les produits carnés, cela ne sert pas à grand-chose puisque notre corps ne peut l'absorber que par petites quantités. Et si notre corps ne peut l'absorber que par petites quantités, c'est bien qu'il doit y avoir une raison dont Dame Nature a le secret. Qu'en pensez-vous ?

Nos ancêtres ces chasseurs

Mais alors, me direz-vous, pourquoi mange-t-on de la viande ? Pourquoi nous sommes-nous mis à chasser, hein, avec nos intestins d'herbivore ? S'agissait-il d'un besoin physiologique ? Nos ancêtres devaient-ils répondre à un besoin en apports alimentaires avant le développement de l'agriculture ? Figurez-vous que je me suis aussi posé la question.

Les sociétés du paléolithique sont toutes composées de chasseurs-cueilleurs qui prélevaient leur subsistance directement à la source, c'est-à-dire dans la nature. Il semblerait qu'ils se soient tout simplement adaptés à une faune et à une flore riches, se servant uniquement de ce dont ils avaient besoin.

De plus, à cette époque, l'homme était soit prédateur, soit proie, et je pense que cette dernière raison a à voir dans la consommation de viande du chasseur-cueilleur.

L'éminent anthropologue Claude Lévi-Strauss s'est penché sur les pratiques culinaires et alimentaires des civilisations passées. Il a montré combien le partage de la viande avait joué un rôle important et servi à structurer les sociétés traditionnelles.

Que les chasseurs-cueilleurs aient répondu à un besoin ou qu'ils se soient défendus et qu'ils aient utilisé la bête abattue pour se nourrir, le produit carné était un apport alimentaire ponctuel dans les deux cas. Quand l'envie d'une côte de bœuf les prenait, il fallait compter quelques jours de chasse, au moins 24 heures de dépeçage et de découpage, puis le partage. Eh oui, personne pour vous livrer burgers et sushis au bureau ! Si la livraison à domicile avait existé à l'époque, son inventeur serait devenu maître du monde. Je plaisante, évidemment, car toute l'importance de manger en conscience, c'est aussi de cuisiner ses mets.

En gros, nos ancêtres ne crevaient pas la dalle et ne souffraient pas de carences. D'ailleurs, il n'y a qu'à jeter un œil aux squelettes millénaires, dents et os sont souvent intacts ! Pourtant, ils ne mangeaient que très peu de protéines animales. En même temps, cela paraît normal au regard de notre physiologie, puisque nous ne sommes pas des carnivores ; d'esprit peut-être, mais pas de corps. Nous pouvons complètement nous passer de viande, ou du moins, diminuer notre consommation pour améliorer notre santé, et préserver celle de nos enfants !

Vous reprendrez bien un steak… d'antibiotiques ?

Alors, qu'est-ce qui dans la viande porte atteinte à la santé de nos enfants, en dehors de la difficulté naturelle que nous avons à la digérer ? Ce qui détruit aussi fortement leur microbiote, et le nôtre, ce sont les antibiotiques.

On a beau soigner nos enfants avec des plantes, de l'homéopathie et des huiles essentielles, s'ils mangent de la viande, notamment de la viande d'élevage, ils prennent des antibiotiques.

Aux États-Unis, 80 % de la production d'antibiotiques est destinée à l'élevage industriel. Dans le monde, c'est près de la moitié de la production qui atterrit directement dans la chair des animaux que nous consommons.

Y a pas comme un souci ?

Manger de la viande d'élevage intensif, c'est aussi manger des antibiotiques, des hormones de croissance et même, parfois, des anxiolytiques !

Les antibiotiques sont utilisés dans les élevages intensifs pour deux raisons.

- Pour la prévention des maladies liées à la promiscuité des bêtes, souvent gardées et élevées les unes contre les autres, ce qui favorise et fait le lit de nombreuses maladies et affections.

- Pour accélérer la prise de poids des animaux.

Ils devraient être utilisés le moins possible, et uniquement à des fins médicales, car leurs résidus peuvent altérer la viande et diffuser chez l'homme qui la mange. Surtout, son utilisation systématique entraîne l'apparition de bactéries résistantes chez les bêtes comme chez les hommes.

L'antibiorésistance

À partir des années 1960, on a prescrit des antibiotiques massivement ; on en a notamment donné aux nouveau-nés lors de leur première semaine de vie. Antibio signifie littéralement « anti-vie », car un antibiotique tue à la fois les mauvaises et les bonnes bactéries qui constituent le microbiote, entre autres. L'absence de ces bonnes bactéries conditionne la prévalence de nombreuses maladies, comme l'obésité, certains cancers et le diabète. Dans les années 1960, donc, en prescrivant des antibiotiques aux nouveau-nés, on a immunodéprimé toute une génération d'individus, et ce pendant une quarantaine d'années, jusqu'à la campagne « Les antibiotiques, c'est pas automatique ». Malgré tout, beaucoup de médecins prescrivent encore trop d'antibiotiques, même si peu à peu les pratiques changent, avec l'avènement de l'homéopathie et des huiles essentielles, sans compter que nous commençons enfin à penser comme Hippocrate, le plus grand médecin de l'Antiquité, qui disait : « Si quelqu'un désire la santé, il faut d'abord lui demander s'il est prêt à supprimer les causes de sa maladie. Alors seulement il est possible de l'avoir. »

Nous ne sommes plus dans les années 1960, mais si nos enfants mangent de la viande (ou du poisson d'élevage), depuis qu'ils sont tout petits et tous les jours, les bactéries toutes neuves de leur microbiote en construction vont développer une résistance aux antibiotiques, car elles y auront été exposées très tôt et très souvent. Plus l'on consomme d'antibiotiques, plus nos bactéries apprennent à y résister. Logique.

Déjà en 1997, l'OMS tirait la sonnette d'alarme : « L'utilisation excessive des antimicrobiens, notamment pour stimuler la croissance des animaux destinés à la consommation humaine, expose l'homme à un risque sanitaire croissant et il faut la diminuer. [...] L'utilisation excessive des antimicrobiens dans la production des animaux d'élevage a pour conséquence en santé publique l'apparition d'agents pathogènes résistants susceptibles d'être transmis à l'homme par la chaîne alimentaire[7] ».

En 1999, le Conseil de l'Europe recommande d'interdire l'utilisation d'antibiotiques comme promoteurs de croissance, et de renforcer les législations nationales sur le bien-être des animaux pour améliorer la santé animale[8].

Seulement voilà, les progrès sont lents. Les mises en garde ont conduit l'Union européenne à interdire l'usage de certains antibiotiques, seulement, et la rigueur n'est pas de mise dans le reste du monde[9].

La vache qui n'était saine ni de corps ni d'esprit

La recherche d'une croissance ultrarapide des animaux a conduit à de graves erreurs et à des problèmes de santé publique. Souvenez-vous de l'encéphalopathie spongiforme bovine (ESB), ou maladie de la vache folle. À l'origine, on trouve l'emploi de farines carnées.

On récupère des carcasses d'animaux d'élevage morts. L'aubaine, on recycle ! Encore une idée lumineuse pour gagner de l'argent. Du coup, on broie tout ça et on en fait des farines avec des taux élevés de protéines à moindre coût. C'est ainsi que des herbivores reçoivent une alimentation carnée, à base de membres de leur propre espèce ou d'autres espèces animales.

Dans les années 1980, toujours dans une logique de rentabilité maximale, des producteurs anglais ont insuffisamment chauffé les produits carnés de ces farines, et c'est ce qui a permis à une maladie endémique des ovins, la tremblante du mouton, de passer aux bovins. Cette nouvelle variante de la maladie, coriace, s'est ensuite révélée particulièrement efficace pour franchir la barrière des espèces (chats, chiens, humains).

Vous souvenez-vous de la peur que nous avons eue pour nos enfants durant cette période (pour ceux qui l'ont subie) ? Peur de la cantine, peur de la nourrice, peur du supermarché, peur du boucher…

Le danger nommé OGM

Aujourd'hui, c'est face aux OGM que nous tremblons. Et nous avons raison d'avoir peur. Environ 70 % des terres cultivées dans le monde sont réservées à quatre monocultures, blé, soja, maïs et huile de palme, pour nourrir les élevages du monde entier. La plupart se trouvent en dehors de l'Europe et sont des plantes OGM qui détruisent le microbiote des bêtes qui s'en nourrissent pour grandir, et qui, par ricochet, nous transmettent ces molécules qui alors détruisent notre propre microbiote.

La France importe d'Amérique du Sud 50 % des protéines végétales consommées par l'élevage animal. Or, en Argentine et au Brésil, d'où proviennent la majorité des importations, les OGM sont la norme.

Dans son formidable documentaire de 2015, *Bientôt dans nos assiettes* (production Luc Hermann), le journaliste scientifique Paul Moreira a rencontré des éleveurs de cochons danois qui, face aux maladies croissantes, ont choisi d'arrêter toute alimentation OGM pour leur bétail. En Argentine, il raconte que l'agriculture transgénique a transformé les plaines en tableau Excel géant, avec des chiffres qui donnent le vertige : en quinze ans, la surface cultivée a été multipliée par trois ; 2 millions d'hectares d'OGM et dix fois plus de produits chimiques, en particulier de glyphosate.

Toujours en Argentine, des milliers de maisons sont abandonnées par les anciens ouvriers agricoles, qui n'ont plus de travail puisque le glyphosate œuvre à leur place, et des milliers d'enfants sont atteints de maladies dégénératives pour le seul fait d'avoir consommé de l'eau puisée dans des nappes phréatiques contaminées par le produit.

Pour le moment, le soja transgénique que nous importons est destiné à nourrir nos animaux d'élevage. Un jour, il arrivera directement dans nos assiettes, et ce seront nos enfants qui en paieront le prix.

Comment en sommes-nous arrivés là ?

Maître Rendement, évidemment.

Aujourd'hui, nous produisons des poulets prêts à consommer en cinquante jours ; il y a cinquante ans, il fallait trois fois plus longtemps. Des poules pondent désormais 250 œufs par an, contre 130 en 1920. Des vaches produisent 8 000 litres de lait là où elles en produisaient 2 000. Les records des sportifs sont loin d'avoir présenté une progression comparable en cent ans.

En plus du fourrage traditionnel, on donne à consommer aux bovins des céréales et des tourteaux, résidus solides hyperprotéinés de l'extraction de l'huile des graines de soja, de colza ou de tournesol. Les animaux d'élevage engloutissent 3,5 millions de tonnes de protéines par an, alors que la France n'en produit que 2 millions. Notre pays peut miser sur le colza, mais il ne peut produire suffisamment de soja, moins adapté à nos sols et à notre climat. Nous sommes donc totalement dépendants de l'importation, alors que, en dehors de l'Europe, c'est le monde entier ou presque qui a basculé dans les OGM[10].

La chimère de la traçabilité

L'autre problème qui se pose concernant la viande, c'est celui de sa provenance. Comment savoir d'où vient la viande qui constitue le steak haché que vous allez donner à manger à votre enfant ce midi ? Le nom d'une marque aujourd'hui ne dit rien de la provenance du produit. La filière de la viande est opaque du fait de la multiplication des étapes de fabrication qui lui sont propres. Jenny Roller-Spoo et Jens Niehuss, dans leur documentaire *Voyage au bout de la viande* (Arte 2015), sont partis interroger Monique Goyens, la directrice du BEUC, Bureau européen des unions de consommateurs, à Bruxelles. Elle y explique qu'un porc né en Belgique peut ensuite être engraissé et élevé en Italie pour être abattu en Pologne et vendu en Grande-Bretagne ou au Danemark. La provenance indiquée sur la barquette correspond au site d'abattage et/ou de « transformation ». Les journalistes ont remonté la filière des barquettes de viande hachée des enseignes Aldi et Lidl. Les viandes y sont mélangées car, une fois abattues, les bêtes ne sont pas triées en fonction de leur provenance, mais de la qualité de la viande, afin de créer des lots. On va faire ce qu'on appelle une mêlée, c'est-à-dire 200 tonnes de viandes, l'unité de gestion de base, assemblées à partir de 150 porcs et 60 bovins. Avec ça, on obtiendra 4 000 barquettes de viande hachée. Mais alors, qui de Marguerite, Muflette, Mimousine ou Génisse compose le steak haché de Jérémie ? Impossible à dire.

Néanmoins, nous avançons : la France expérimentera à partir du 1er janvier 2017 l'étiquetage de l'origine des viandes et du lait dans les produits transformés, une mesure réclamée à la fois par les associations de consommateurs et par les éleveurs[11]. Ce que je trouve tout de même étrange, c'est que l'expérience est annoncée pour une durée de deux ans, jusqu'au 31 décembre 2018. Espérons donc que l'« expérience » perdurera…

Antibiotiques, OGM et pesticides sont les fléaux qui entachent aujourd'hui la viande que nous donnons à manger à nos enfants et dont nous préférons souvent tout ignorer. Cessons ! Savoir ce qu'on mange, c'est donner du sens à sa vie, à ce qui nous entoure, ça rejaillit partout. C'est préserver notre santé et celle de nos enfants. C'est fournir à leur organisme des aliments conçus pour eux. Cessons de nous prendre pour des carnivores ! Désolé, messieurs, vous n'êtes pas des lions, mesdames, vous n'êtes pas des lionnes (quoi qu'on vous dise), et vos enfants ne sont pas des lionceaux !

Faut-il avoir peur du TAFTA ?

Je ne fais pas de politique, mais j'ai mon petit avis sur la question, et je dirai oui.

Le TAFTA, *Transatlantic Free Trade Agreement,* est un accord de libre-échange et de libéralisation commerciale entre l'Europe et l'Amérique du Nord visant à réduire les droits de douane, les normes et les régulations.

Si ce traité est signé, les lois de commerce pourraient être plus puissantes que les questions de santé publique, et nous risquons de découvrir un monde où les grandes entreprises peuvent attaquer les lois et les gouvernements.

En Amérique latine, il existe un traité semblable à ce que pourrait être le TAFTA, et l'industrie du tabac argentine attaque le gouvernement de l'Uruguay à cause des avertissements santé sur les paquets de cigarettes. L'argent plus fort que la vie...

Un choix éthique et anthropologique

C'est un des choix qui s'offre à nous aujourd'hui : préférons-nous que l'agriculture soit composée de petits paysans attachés à nourrir la population avec éthique ou bien d'agriculteurs formatés par la grande industrie, sans aucune considération pour une planète qui nous nourrit depuis des siècles ?

La croissance de la consommation de viande ralentit en Europe (moins 10 % en dix ans en France) et aux États-Unis, mais elle est en plein essor dans les pays en développement, Chine et Inde en tête. Conséquence, la production mondiale de viande a été multipliée par cinq entre 1950 et 2000. La production de volailles, qui a doublé en dix ans, est celle qui connaît la plus grosse envolée.

Alors que la demande s'accroît, l'élevage se fait de plus en plus intensif. Les élevages de porcs aux USA ont vu augmenter de façon constante le nombre de bêtes, mais aussi leur poids et leur taille. À l'inverse, leurs conditions de vie ont considérablement baissé en termes de qualité. Face à cela, ONG, citoyens ou organisations internationales tirent la sonnette d'alarme, autant pour des raisons d'éthique animale que pour des raisons environnementales.

Pour produire 1 kilo de bœuf, il faut l'équivalent en eau d'une petite piscine, 15 500 litres, pour arroser les plantes et nourrir les bêtes. Pour 1 kilo de cochon, il faut 4 900 litres d'eau, et pour 1 kilo de volaille, 4 000 litres ! Bien loin devant les cultures végétales.

Selon l'Organisation des Nations unies pour l'alimentation et l'agriculture, l'élevage (des bovins en particulier) est responsable de 14,5 % des émissions mondiales de gaz à effet de serre. Il est aussi responsable du considérable développement de l'usage d'engrais pour les cultures. Pour produire 1 kilo de viande, il faut de 7 à 12 kilos de céréales. Il en faut des champs ! Il en faut des sols dévastés...

L'agriculture est responsable de 70 % de la déforestation mondiale, notamment au Brésil. Je ne reviendrai pas sur l'Argentine, ni sur les cultures OGM, je crois qu'on a tous compris.

Les élevages industriels polluent aussi l'eau : rejet de pesticides, d'engrais, de fumiers, riches en nitrates et en phosphores qui inondent les cours d'eau, les nappes phréatiques et, enfin, nos mers et nos océans. En Bretagne, les élevages porcins ont ainsi contaminé les nappes phréatiques, qui sont maintenant saturées de nitrates, nous exposant *via* l'eau du robinet (la pire de France !) à des substances toxiques pour l'organisme.

La philosophie végétarienne

J'ai déjà eu l'occasion de raconter comme je suis d'abord devenu « flexitarien », ne consommant plus de viande ou de poisson qu'à de rares occasions. Cela avait correspondu à ma rencontre avec Aymeric Caron, un garçon brillant et réellement engagé. Et puis, un jour, j'ai cessé définitivement de consommer de la viande.

> « Si les abattoirs avaient des fenêtres, tout le monde serait végétarien.
>
> Paul McCartney »

Environ 65 millions d'animaux sont abattus chaque année à l'échelle mondiale. Vous imaginez ce métier, tueur d'animaux… bourreau… de quoi largement perdre la tête, comme le montrent tous ces scandales de maltraitance dans les abattoirs, dénoncés notamment par l'association L214. Pas évident d'expliquer ça aux enfants. J'ai une amie dont les grands-parents élevaient quelques lapins lorsqu'elle était petite. Elle me racontait il y a peu de temps combien elle garde un souvenir mémorable des portées, de tous ces petits lapins à choyer, panser. Avec son grand-père, elle veillait à ce qu'ils grandissent, et puis « ils partaient en voyage, à la ville ». S'il n'y avait rien d'affreux à tuer des animaux, on n'inventerait pas d'histoires pour les enfants.

Avec le XXe siècle, on a changé d'échelle. L'homme a entamé un processus de prédation cumulative. La préoccupation du rendement et du profit a pris le pas sur la logique de subsistance alimentaire. Pierre Rabhi l'a résumé, comme d'habitude, très justement : « Le lion ne saute sur l'antilope que quand il a faim, il ne tue pas pour vendre aux copains. »

Le loup du conte des *Trois Petits Cochons* aurait honte de ce que nous laissons faire. Les élevages intensifs parquent les animaux les uns contre les autres, prétendument pour éviter qu'ils ne se fassent mal. On brûle des cornes, on arrache des dents, pour le bien-être des animaux, évidemment… Les truies passent leur vie à allaiter et à mettre bas, les vaches à produire des quantités astronomiques de lait, tant et si bien que les unes et les autres tiennent à peine sur leurs pattes. Et l'on s'imagine que d'un système de torture pourraient surgir de bons produits !

Il n'y a rien de sain à attendre de tant de souffrances.

L'humanité deviendra peut-être un jour végétarienne, je le souhaite et, on le sent, les mentalités ont commencé à changer.

Combattre le spécisme

« Le spécisme désigne toute attitude de discrimination envers un animal en raison de son appartenance à une espèce donnée[12]. » Les animaux sont reconnus aujourd'hui comme étant des êtres vivants doués de sensibilité (amendement au Code civil du 28 janvier 2015). Pourtant, dans les faits, la souffrance animale importe bien moins que celle des hommes, et nous continuons d'établir une savante hiérarchie entre animaux de compagnie, animaux de boucherie, animaux de loisir, animaux sauvages, animaux nuisibles, animaux à protéger ou, au contraire, à éradiquer.

Le spécisme a été ainsi nommé par analogie au racisme ou au sexisme. Pendant des siècles, on a utilisé les esclaves comme des animaux ; les Noirs, disait-on alors, n'avaient pas la même conscience que les Blancs. On les trimballait dans des cirques, tout comme des bêtes sauvages. On en fit même le clou de grandes expositions universelles. Ce que nous considérons aujourd'hui comme un autre temps n'est pourtant pas si loin de nous.

Le végétarisme constitue une philosophie du monde consistant d'abord à respecter ce qui nous entoure. Les hindouistes et les bouddhistes sont végétariens. Nous sommes un tout. Il n'y a rien qui nous différencie de ce qui se passe à l'extérieur de notre corps, et c'est pourquoi nous devons en prendre soin. Nous devons considérer qu'un produit est bon si et seulement si son mode de production préserve l'environnement et assure le renouvellement de ses ressources ainsi que la juste rétribution de celui qui le produit. C'est la définition d'un produit responsable.

Ce qu'il faut retenir

- Nous ne sommes pas des carnivores, nous ne possédons pas d'urase, l'enzyme qui permet la transformation des protéines animales.
- La consommation de viande affaiblit le système immunitaire des enfants en acidifiant leur organisme.
- Les végétariens vivent en meilleure santé et plus longtemps. Les végétariens sont moins exposés aux maladies cardio-vasculaires, aux diabètes de type 2 et aux cancers.
- Enfants ou adultes, nous n'avons pas nécessité à manger de la viande.
- Le végétarisme peut se pratiquer dès l'enfance, sans crainte de carences.
- Le végétarisme est une philosophie qui milite pour une agriculture du vivant.
- Consommer de la viande aujourd'hui, c'est ingérer le plus souvent des OGM, des pesticides, des antibiotiques, c'est risquer de développer une antibiorésistance et de détruire le microbiote.
- Nous consommons trois fois plus de viande que nos grands-parents.
- L'OMS vient de classer la surconsommation de viande comme possiblement cancérigène.

Le point de vue du Dr Geberowicz

Quelle que soit l'option que vous choisirez pour diminuer les protéines animales dans votre alimentation, il va être nécessaire que ce choix devienne familial et commun. C'est un mode de vie que vous proposerez à votre famille. Expliquer aux enfants jeunes que « tuer » des animaux pour se nourrir pose un problème moral et éthique est en général facile. Ils le comprennent bien, surtout quand ils ont été en contact avec des animaux.

Accompagnez ces explications d'un apprentissage continu : favorisez, chez eux, les plaisirs de la vue, de l'odorat. Quand vous le pouvez, allez faire le marché ensemble. Prenez le temps de leur expliquer les saisons, et qu'il est naturel de vouloir privilégier les produits de saison. Ils admettent aisément que faire venir d'Afrique ou d'Amérique du Sud des produits « frais » est absurde et coûteux. Prenez une carte (mieux, une mappemonde) pour visualiser le chemin parcouru.

Montrez-leur la différence qu'il y a entre « faire les courses » quand on est pressé et « faire le marché ». C'est la même différence que celle existant entre « faire à manger » et « faire la cuisine ».

N'hésitez pas à parler d'argent (en incluant le coût énergétique et le bilan carbone). Ne prenez pas les enfants pour des êtres irresponsables, mais ne les saoulez pas non plus. Tenez compte de leurs réactions, de leurs réflexions et de leurs questions.

8

Cancers tombés du ciel et autres joyeusetés

En me penchant sur ce chapitre, j'ai compris que je ne connaissais personne qui ne soit pas touché de près ou de loin par le cancer. Pourtant, je ne vis pas à Avia Terai, cette bourgade argentine située à la lisière des champs où Monsanto expérimente ses nouveautés en matière d'OGM et de pesticides. Je vis en France, heureusement pour moi et pour mes enfants.

Nos enfants, ces malades ordinaires

J'ai repensé au Pr Charles Sultan, endocrinologue pédiatrique au CHU de Montpellier, que Jean-Paul Jaud a interviewé en 2008 pour son documentaire *Nos enfants nous accuseront* (production : J + B Séquences). Ce médecin s'est occupé de nombreux enfants du Gard et de l'Hérault, entre Camargue et Languedoc, qui étaient atteints de malformations génétiques graves du fait d'avoir grandi près de ces rizières sur lesquelles on a pris l'habitude de balancer des produits chimiques par avion : « Comment éviter une contamination quand une maman raconte que le linge qu'elle a étendu se retrouve tout jauni après le passage des avions ? » Le Pr Sultan s'est occupé d'une famille dont les deux enfants étaient atteints de malformations congénitales : le papa traitait ses pêchers avec plus de vingt-deux produits chimiques. L'Hérault et la Camargue sont un peu notre Avia Terai à nous…

J'ai pensé à ma fille.

Nos villes, nos villages, nos maisons, nos jardins résonnent du rire de nos enfants. Comment s'imaginer que nous les exposions à ce point aux pollutions, qu'elles soient le fait des pesticides, des OGM, du sucre, du gluten et de tant d'objets pourtant si familiers ?

Le documentaire de Jean-Paul Jaud[1] s'ouvre sur la conférence « Environnement et santé durable, une expertise internationale » qui s'est tenue à Paris, à la Maison de l'UNESCO. Le Dr John Peterson Myers, un chercheur américain en sciences pour la santé environnementale, interroge l'audience :

— Dans votre entourage proche et famille, combien d'entre eux ont été directement ou indirectement atteints d'un cancer ?

De nombreuses mains se lèvent.

— Combien, directement ou indirectement, touchés par un diabète ?

De nombreuses mains se lèvent.

— Combien de parents, d'amis ou de membres de votre famille ont été directement ou indirectement atteints par des problèmes de stérilité ?

De nombreuses mains se lèvent.

— Que tous ceux qui ont levé la main au moins une fois la lèvent de nouveau.

Presque toute la salle lève la main…

Cela fait froid dans le dos. Posez ces mêmes questions autour de vous, et vous verrez les mains se lever…

Le Dr Peterson Myers fait le constat que les enfants de la nouvelle génération, ceux des années 2010, sont les premiers de l'histoire moderne à être en moins bonne santé que leurs parents. Comme lui, nous ne devrions pas nous y résoudre : *That should not be.*

Des statistiques qui font mal

En Europe…

- Environ 70 % des cancers sont liés à des expositions environnementales : 30 % à la pollution et 40 % à l'alimentation.
- Chaque année, 100 000 enfants meurent d'une maladie causée par l'environnement, ce qui représente environ un tiers des décès.
- Depuis trente ans, les cancers touchant des enfants augmentent chaque année de 1,1 %, ce qui équivaut à onze nouveaux cas par million d'enfants et par décennie.

Même les plus sceptiques n'osent plus trop contester que « ce sont les activités humaines qui engendrent les pollutions et les maladies[2] ».

Le déni face aux fléaux

Le premier problème concerne notre médecine occidentale : en s'obstinant à traiter au lieu de prévenir, elle s'épuise et nous conduit dans une impasse. Dans notre système, l'étiologie, l'étude des causes des maladies, est la grande laissée pour compte, avec de plus en plus de maladies idiopathiques, ce qui signifie sans cause connue. Le second problème est le manque de volonté politique pour mettre en place une vraie recherche pour mesurer l'impact de l'environnement sur notre santé.

Le rôle de l'environnement dans le développement des maladies, c'est ce que le Pr Dominique Belpomme[3] étudie depuis plusieurs années : l'impact du macrobiote (le monde) sur le microbiote (notre écosystème interne). En introduction de la première partie de son livre, il cite *La Peste* de Camus, et tout y est dit. On ne pouvait pas mieux dénoncer…

« Nos concitoyens […] ne croyaient pas aux fléaux. Le fléau n'est pas à la mesure de l'homme, on se dit donc que le fléau est irréel, c'est un mauvais rêve qui va passer. Mais il ne passe pas toujours et, de mauvais rêve en mauvais rêve, ce sont les hommes qui passent, et les humanistes en premier lieu parce qu'ils n'ont pas pris leurs précautions. »

La Seconde Guerre mondiale constitue le point de bascule, encore une fois : d'abord, l'usage des pesticides pour intensifier l'agriculture, dans une logique de reconstruction ; ensuite, le développement de ce qu'on appelle la société de consommation ou, comme on devrait plutôt le dire maintenant, de surconsommation.

Dans leur enfance, nos grands-parents et nos parents n'ont pas du tout été exposés aux mêmes pollutions que les générations suivantes. Les effets que nous voyons apparaître ne sont donc qu'un avant-goût. Les factures qui arrivent vont être de plus en plus salées. L'espérance de vie commence à décroître et, sans une révolution, le risque est que ça ne fasse qu'empirer.

En quoi sommes-nous plus exposés aux polluants que nos grands-parents ?

Les premiers pesticides datent des années 1960, avec une montée en puissance jusqu'aux années 1980. Les enfants nés avant auront donc vu leur enfance globalement épargnée. Leurs enfants et leurs petits-enfants n'ont malheureusement pas eu cette chance, et nous en faisons partie. Notre organisme compte de 300 à 400 polluants chimiques nouveaux qui n'existaient tout simplement pas avant, et donc que n'ont pas connus les générations antérieures. Comment imaginer qu'un tel « cocktail » puisse être anodin ?

Depuis cinquante ans, nous voyons naître régulièrement de nouvelles maladies inflammatoires. Parallèlement, nous assistons à la recrudescence de maladies inflammatoires déjà existantes. Dans les deux cas, les sujets sont de plus en plus jeunes avec, le plus souvent, une déficience immunitaire…

Le cancer

Dans le monde, 14 millions de personnes souffrent d'un cancer, et les prévisions à vingt ans sont de

22 millions. Les cancers expliquent d'ores et déjà de 15 à 20 % de la mortalité, et les pays riches sont les plus touchés, avec des sujets de plus en plus jeunes.

En matière de traitement des cancers, la science a fait de gros progrès : aujourd'hui, elle permet de guérir un cancer sur deux et parvient de mieux en mieux à prolonger la vie lorsque le dépistage intervient assez tôt. Reste que, pour le moment, nous ne savons pas le guérir totalement.

Ce qui interpelle le Pr Belpomme[4], c'est que le cancer n'existait quasiment pas dans l'Antiquité. C'est au IIe siècle que l'on trouve les premières évocations du cancer du sein, et les éléments historiques dont nous disposons nous permettent d'affirmer que, jusqu'au milieu du XXe siècle, il n'est pas le fléau que nous connaissons aujourd'hui.

Pour Dominique Belpomme, le doute n'est pas permis : les changements subis par notre environnement constituent le premier facteur d'explosion du nombre de cancers. Il se souvient qu'en 1967, alors qu'il entamait ses études de médecine, l'expérience visant à reproduire la naissance d'un cancer (la cancérogenèse) consistait à les irradier ou à introduire un produit chimique dans une culture de cellules normales. Pourtant, les explications virales et génétiques feront longtemps loi au sein du corps médical. Il aura fallu beaucoup de temps et d'énergie pour admettre le rôle d'autres facteurs : alcool, tabac, nucléaire, pollutions de l'air et de l'eau, mais également des aliments[5].

L'appel de Paris

Le 7 mai 2004 s'est tenu à l'UNESCO le colloque « Cancer, environnement et société » organisé par l'ARTAC (Association pour la recherche thérapeutique anti-cancéreuse), présidée par Dominique Belpomme. Il aura réuni des scientifiques de renom, des médecins, des représentants d'associations environnementales venus du monde entier. Le colloque s'est conclu par l'Appel de Paris, une déclaration historique sur les dangers sanitaires de la pollution chimique, qui met en danger notre survie, celle de la planète et de tous les êtres vivants.

Depuis 2007, le Pr Belpomme et son équipe ont établi de manière scientifique le rôle de l'environnement dans la prolifération des cancers[6]. Aujourd'hui, tous les chercheurs s'accordent à dire que les causes purement héréditaires des cancers sont de l'ordre de 5 % seulement. Ils accordent 5 % au hasard et 20 % au tabagisme et autres causes comportementales. Il reste donc 70 % qui sont liés à des causes environnementales[7]. C'est la raison pour laquelle, partout dans le monde, des équipes travaillent sur les perturbateurs endocriniens, les pesticides et les champs électromagnétiques, dont il ne fait plus aucun doute qu'ils contribuent à l'accroissement du nombre de cancers.

L'obésité

Non, l'obésité n'est pas seulement d'origine génétique ou liée à une mauvaise alimentation. Là encore, les facteurs héréditaires et comportementaux ne peuvent expliquer à eux seuls l'explosion de la courbe dans le monde.

En 2008, selon les chiffres de l'OMS, 200 millions de personnes étaient en surpoids, dont 20 millions d'enfants. On en est aujourd'hui à 2 milliards, soit presque le tiers de la population mondiale[8]. Est-ce que vous vous imaginez les photos de classe dans trente ans ?

Philippe Irigaray, docteur en biochimie qui coordonne les recherches de l'ARTAC, a mené l'expérience suivante. Il a injecté à des souris un polluant chimique appartenant au groupe des hydrocarbures aromatiques polycliniques (HAP). Ces souris ont vu leur poids augmenter de 30 % par rapport au groupe témoin, les deux groupes de souris ayant suivi rigoureusement le même régime alimentaire. Le professeur Belpomme indique que ces résultats ont été récemment confirmés chez l'homme, avec la découverte d'une quantité augmentée d'HAP dans les urines d'enfants obèses et en surpoids. La relation est encore plus marquée chez les enfants nés d'une mère contaminée durant sa grossesse par des HAP présents dans l'air ambiant[9-10].

Les hydrocarbures aromatiques polycycliques (HAP)

Cette sorte d'hydrocarbures est présente dans le charbon, le pétrole et les gaz naturels.
Ils sont inscrits depuis 1976 sur la liste des polluants prioritaires de l'Agence de protection de l'environnement des États-Unis (EPA, Environmental Protection Agency). Ils figurent aujourd'hui également sur les listes de l'OMS et de la Communauté européenne. Pourtant, ils sont toujours à l'œuvre…

Tout comme pour le processus de cancérogenèse, les polluants chimiques ou microbiens stimulent les tissus graisseux et s'y installent. Une fois les « cartons posés », ils bloquent la lipolyse. Autrement dit, ils nous empêchent de brûler nos graisses.

Les choses se jouant dès la grossesse, l'obésité peut se déclencher dès le stade fœtal et ne survenir qu'à l'âge adulte. Nous avons vu dans le chapitre précédent que c'est durant les premiers temps de la vie d'un enfant que se constitue son capital graisseux… C'est vrai, mais incomplet, car c'est notamment pendant la grossesse que se détermine le nombre de cellules graisseuses qu'un enfant possédera ensuite pour toute sa vie. Lorsque la mère accumule les polluants dans son propre tissu graisseux, ceux-ci sont susceptibles de passer facilement la barrière placentaire pour aller se loger dans les cellules pré-adipeuses du bébé, gonflant une première fois le nombre de futures cellules graisseuses qu'il possédera aux alentours de 8 ans.

L'obésité est un fléau et, si cela ne suffisait pas, elle joue un rôle actif dans la prévalence de certains cancers. Si vous êtes enceinte, s'il vous plaît, pensez à votre bébé et multipliez par dix, par cent, par mille votre attention aux produits chimiques, sans exception.

Les maladies neurodégénératives

Maladie d'Alzheimer, de Parkinson, de Charcot, autant de noms qui font trembler. En notre for intérieur, nous espérons n'en être jamais victimes, et nous espérons aussi que nos enfants seront épargnés. Là encore, les courbes s'emballent depuis cinquante ans[11].

En l'espèce, il ne s'agit pas uniquement de vieillesse et de la perte naturelle de nos fonctions mentales. Le lien entre l'aluminium et la maladie d'Alzheimer est l'un des premiers à avoir été établi. On sait maintenant que l'aluminium contenu dans l'eau de boisson favorise la survenue de la maladie, de même que l'arsenic ou le mercure, qui sont horriblement dangereux pour notre système nerveux (le zinc ou le cuivre pourraient l'être aussi[12]).

Démonstration…

- Les taux de mercure présents dans le cerveau des personnes atteintes de la maladie d'Alzheimer sont plus élevés que dans celui des sujets sains[13].
- Chez les sujets porteurs du gène APOE4, qui s'attaque au système vasculaire cérébral, l'organisme n'arrive pas à éliminer le mercure accumulé au fil du temps (certains autres métaux, comme le zinc ou le cuivre, seraient aussi susceptibles d'intervenir dans la genèse de la maladie).

Les métaux lourds, les pesticides et les perturbateurs endocriniens sont aussi mis en cause dans les maladies de Charcot et de Parkinson, ainsi que dans la survenue des maladies neurologiques.

Comme on l'a vu, ils jouent également un rôle dans le développement du diabète de type 2, et ils tiennent, bien sûr, un rôle vedette dans l'apparition des allergies et autres intolérances, en détruisant le microbiote tout neuf de nos bambins. Ils affaiblissent leur système immunitaire et, par réaction en chaîne, provoquent des inflammations susceptibles de déboucher sur des maladies graves.

Un cocktail de... poisons

Dans son rapport en 2012, l'OMS souligne que les produits chimiques étaient à l'origine de 4,9 millions de morts en 2011. Dans le même temps, 140 millions de tonnes d'engrais chimiques sont répandues chaque année un peu partout dans le monde.

Nous ne prenons pas de gants pour dénoncer la dangerosité de ces produits chimiques, mais s'il n'y avait que ça… Ce sont à des cocktails de produits que nous devons faire face. En effet, un produit chimique cherche toujours à s'associer ; c'est ce qui fait qu'il est souvent très difficile à isoler, à montrer du doigt. Par exemple, fumer est un facteur de risque, mais les causes directes du cancer du fumeur sont les dizaines de substances cancérigènes qui sont présentes dans la fumée et les goudrons émanant de la combustion du tabac.

Aujourd'hui, notre environnement regorge de produits chimiques qui forment des cocktails d'agents cancérigènes. Les plus redoutés par le corps scientifique sont les perturbateurs endocriniens.

Les perturbateurs endocriniens

Un perturbateur endocrinien est une molécule chimique qui n'est pas naturellement présente dans notre organisme, et qui vient modifier et perturber notre système hormonal (thyroïde et système reproductif, entre autres). Il brouille les messages, falsifie la communication entre nos organes, perturbe le système hormonal, pour nous-mêmes, mais pas seulement : il se transmet aussi à nos enfants. Cette dernière information le rend extrêmement nocif, et nous devons nous en méfier comme de la peste.

Il existe deux types de perturbateurs endocriniens : ceux qui ne s'accumulent pas dans l'organisme, comme le bisphénol A, et ceux qui se stockent dans nos graisses, les POP (polluants organiques persistants). Ils sont suffisamment inquiétants pour que 151 pays aient signé la convention de Stockholm des Nations unies pour les interdire ou les limiter.

Liste non exhaustive des effets nocifs des perturbateurs endocriniens

- Infertilité masculine
- Infertilité féminine
- Fausse couche
- Endométriose
- Anomalies du développement de l'appareil génital
- Pseudohermaphrodisme
- Puberté précoce
- Dysfonctions érectiles
- Atteintes du neurodéveloppement
- Troubles immunitaires
- Cancer du testicule
- Cancer du sein
- Cancer de la prostate

Les perturbateurs endocriniens seraient aussi mis en cause comme facteur adjuvant du développement du diabète et de l'obésité.

Où se cachent les perturbateurs endocriniens ?

Les perturbateurs endocriniens sont partout et s'infiltrent partout. L'extrême gravité, c'est qu'on en retrouve en grande quantité chez les enfants, qu'ils soient nés contaminés ou qu'ils l'aient été ultérieurement. Il en va des perturbateurs endocriniens comme de bien d'autres substances à la toxicité prouvée, on en trouve dans une multitude de produits chimiques qui règlent notre vie de tous les jours.

Produits à usage industriel ou domestique, produits agricoles, de combustion, pharmaceutiques, composés dentaires : la plupart contiennent des produits de synthèse qui sont, pour le plus grand nombre d'entre eux, des perturbateurs endocriniens.

- Les phtalates : ils sont utilisés pour assouplir les PVC et présents dans les rouges à lèvres, les impressions de nos vêtements…
- Les polycarbonates, dont le bisphénol A : des molécules chimiques peuvent s'en détacher à certaines températures ou sous l'effet du vieillissement de nos ustensiles, meubles, fournitures…
- Le polytétrafluoroéthylène (PTFE) et le PFOA (acide perfluoro-octanoïque) : on les trouve dans les revêtements antiadhésifs et les produits de nettoyage textile.
- Les alkylphénols, les éthoxylates de nonylphénol (NPE), les éthers de glycol, le résorcinol : considérés comme de puissants perturbateurs endocriniens, ils sont souvent présents dans les produits d'entretien.
- Les solvants et les métaux traces : on les retrouve dans les colles, les peintures et les produits d'entretien.

- Les formaldéhydes : certains meubles en matériaux agglomérés peuvent en émettre durant des années.
- Les ignifugeants et autres matières chimiques : ils servent à traiter les tissus et les meubles.
- Le chrome : il est utilisé pour assouplir le cuir (chaussures, vêtements, revêtements).
- Les 4-MBC et les benzophénones : on les trouve dans les crèmes solaires.
- Le triclosan : un pesticide, présent dans les produits de rasage, les déodorants, les dentifrices…

Qu'on les inhale, qu'on les ingère ou qu'on les absorbe par voie cutanée, les trois modes d'assimilation connus pour le moment, l'impression terrible c'est que nous sommes littéralement cernés.

Petit tour du propriétaire…

Salle de bains	**Chambres**
• Pour le linge de maison, comme pour les vêtements, il est difficile de savoir comment ils ont été traités. Les matières les moins traitées sont la laine et la soie. • Les produits cosmétiques : – crèmes – shampooings – parfums – déodorants – dentifrices – colorants pour cheveux	• Les jouets pour enfants en plastique • Les tapis de sol, de jeux • Les revêtements de sol et les vêtements, notamment ceux avec des impressions plastifiées (pyjamas pour enfants…). • Les chaussures • Les matelas (avec quoi ont-ils été traités pour devenir, par exemple, antitaches, antistatique, antifeu, antiodeur, antiacarien ou antibactérien ?)

Salle de bains	Chambres
– crèmes anti-âge, antirides – produits de toilette pour bébés – maquillage, rouges à lèvres – crèmes solaires dont l'étiquette mentionne simplement « filtres anti-UV » • Les antipoux • Le wifi et les champs électromagnétiques.	• Les moquettes (le problème majeur se trouve dans les colles utilisées pour les poser, qui contiennent des solvants) • Le wifi et les champs électromagnétiques.
Salon	**Cuisine**
• Les papiers peints, les colles et les peintures • Les parfums et les désodorisants d'atmosphère, ou les aérosols parfumés • Les meubles neufs, en particulier à base de matériaux agglomérés • Les parquets, notamment après vitrification • Le wifi et les champs électromagnétiques.	• Les emballages plastiques que l'on chauffe • Les plastiques alimentaires • Les films plastiques souples ou la Cellophane. • Les ustensiles de cuisine que l'on chauffe • Les bols, les tasses, les louches, les cuillères, les petits robots dont certaines molécules peuvent se détacher lors du chauffage. • Les moules en silicone, qui déposent des particules sur notre peau et nos aliments, et de la composition desquels on ne connaît pas grand-chose • Les ustensiles de cuisson à revêtement antiadhésif • Les produits d'entretien • Les produits de nettoyage • Les produits de nettoyage pour textiles (antitaches et imperméabilisants) • Le wifi et les champs électromagnétiques.

Jardin
• Attention à ce que nous utilisons contre nos ennemies les petites bêtes : – les bombes « anti » : antimouches, antimoustiques, anti-insectes en général ; – les fongicides : contre le développement de la moisissure et contre l'humidité ; – les colliers et les shampooings antipuces ; – les pesticides, les biocides et autres herbicides, extrêmement dangereux chez la femme enceinte et l'enfant. • Le wifi et les champs électromagnétiques Un pesticide tue efficacement de la matière vivante, et c'est pour cela qu'on le choisit, mais il ne se limite pas aux escargots ou aux pucerons, il tue tout ce qui vit à proximité, y compris dans le sol. Pensons à nos enfants, qui jouent dans le jardin et qui construisent des « mondes » en remuant la terre d'une jardinière à l'autre… Ils croient aux nouveaux mondes, heureusement, nous aussi !

L'étude qui fait peur !

L'étude de Rolland *et al.* publiée en 2012 montre une baisse continue de la concentration en spermatozoïdes du sperme des hommes en âge de procréer en France, entre 1989 et 2005. Si la baisse continue à ce rythme dans l'avenir, la courbe (qui représente une moyenne) atteindra le seuil d'infertilité, généralement estimé à environ 20 millions de spermatozoïdes par millilitre de sperme, autour des années **2030.** Cela signifie qu'**un homme sur deux en âge de procréer sera alors considéré comme stérile.**

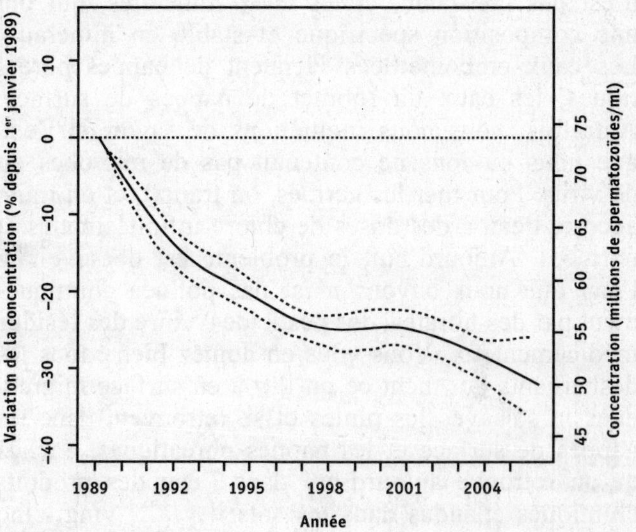

Variation en pourcentage de la concentration en spermatozoïdes du sperme des hommes de 35 ans en France métropolitaine, entre 1989 et 2005 (axe de gauche). Valeurs projetées en millions de spermatozoïdes par millilitre de sperme (axe de droite).

L'eau

L'eau, c'est 75 % du corps humain, nous ne pouvons pas nous en passer. Mais, là encore, nous sommes confrontés à des risques graves de pollution chimique. Essayons de voir quels sont précisément ces risques en France et en Europe, où l'eau est courante.

Parmi les eaux embouteillées, on distingue les eaux de source, dont la composition en minéraux n'est pas constante, et les eaux minérales, qui ont une composition spécifique et stable en minéraux. Les eaux embouteillées viennent de nappes phréatiques, les eaux du robinet de nappes de surface. Autrefois, nous nous inquiétions de savoir si l'eau que nous buvions ne contenait pas de microbes ou de virus. Pour tuer les germes, on traitait, et on traite encore, l'eau à des doses de chlore infinitésimales et normées. Aujourd'hui, le problème est de savoir si l'eau que nous buvons n'est pas polluée chimiquement par des nitrates, des pesticides, voire des résidus médicamenteux. Vous vous en doutez bien : tous les désherbants qui tuent ce qu'il y a en surface migrent dans le sol avec les pluies et se retrouvent dans les nappes de surface et les nappes phréatiques. Sachez qu'on retrouve aujourd'hui dans l'eau des produits chimiques épandus dans les sols il y a... vingt-cinq ans.

Les agents de santé publique sont censés rechercher tous les possibles produits chimiques avant de certifier qu'une eau est potable. En France, le code de la Santé publique fixe les références de qualité des eaux destinées à la consommation humaine. Le dernier décret interministériel spécifique à l'eau potable date du 11 janvier 2007. Il dresse la liste des polluants possiblement présents, une liste *a priori* très exhaustive.

Eau du robinet ou eau embouteillée, laquelle choisir ? Du côté de l'eau du robinet, aucune étude n'a encore fait apparaître de risques de maladies. En revanche, plusieurs études ont mis en évidence des risques concernant les eaux en bouteilles plastiques (sans même parler de la pollution engendrée par la fabrication du plastique comme par son recyclage). Le Dr Laurent Chevallier démontre notamment des risques d'interactions entre le contenu et le contenant, qui devraient donc nous faire pencher plutôt pour l'eau du robinet.

Quelques mauvais réflexes

Difficile de tout contrôler, on ne peut pas être partout, mais nous pouvons combattre ces mauvais réflexes que nous avons sans doute, vous comme moi :

- La javel à tout-va pour désinfecter.
- Les bombes aérosol à la moindre odeur nauséabonde ou les bougies aux odeurs enchanteresses, mais pas vraiment respectueuses de l'environnement.
- Les détergents chimiques pour récurer.
- Les « nouveaux produits miracles » sur lesquels je me rue, pensant gagner du temps, toujours plus de temps.
- Le plastique pour cuisiner.
- Les modes de cuisson « sans gras » dans des poêles antiadhésives qui me font croire que je vais perdre un tour de taille avant l'été.
- Les insecticides à la première mouche venue.
- Ce wifi la nuit que je n'éteins pas toujours.
- Le smartphone que j'ai offert à ma fille.
- Mon manque de curiosité en tant que consommateur quand, par flemme, je ne lis pas les étiquettes…

Les champs électromagnétiques

Un champ électromagnétique, c'est l'espace dans lequel agissent des particules chargées. Je ne suis pas physicien, mais, en gros, nous ne sommes pas seuls dans un champ électromagnétique, et ses « particules chargées » peuvent agir sur nos molécules (ondes du wifi, des téléphones portables, rayons X, ondes radio…).

Ainsi, on recommande aux femmes enceintes, aux enfants et aux personnes ultrasensibles de limiter leur exposition aux lignes à haute tension, aux IRM et à tout émetteur de radiofréquences, ce qui inclut la radio, le téléphone et le wifi. Dès 1984, le Dr Roger Santini avait mis en avant le rôle mutagène et cancérigène des micro-ondes, recommandant aussi le principe de précaution quant à l'utilisation des téléphones portables[14].

Depuis 2009, le Pr Belpomme et ses équipes ont confirmé les hypothèses du Pr Santini : « Je ne peux donc que confirmer […], à savoir qu'en matière de cancer le risque existe, et cela d'autant plus s'il s'agit d'enfants ou d'adolescents. L'OMS avait classé les champs électromagnétiques de basse et moyenne fréquence comme possiblement cancérigènes[15]. »

De nombreuses études parues entre 2007 et 2012, dont deux rapports de consensus internationaux, les rapports BioInitiative[16], le démontrent : une exposition longue à un champ électromagnétique fait peser sur les enfants des risques de problèmes neurologiques, avec la probabilité de développer plus tard des affections du système nerveux, dont la maladie d'Alzheimer. Chez la femme enceinte, les champs électromagnétiques pourraient favoriser le passage, dans le sang du bébé, de substances toxiques présentes dans le sang de la mère.

Tout comme pour les allergies, certaines personnes vont se montrer plus sensibles que d'autres au contact des champs électromagnétiques comme aux produits chimiques. L'électro-hypersensibilité va se manifester dans un premier temps par des troubles spontanés de la sensibilité cutanée, des maux de tête, des acouphènes, une sensibilité au bruit... Surviennent ensuite des vertiges et de grosses fatigues musculaires, auxquels peuvent s'ajouter des troubles auditifs et oculaires, le tout s'accompagnant d'un état à tendance dépressive, avec insomnies, fatigue extrême, irritabilité.

La cause est évidemment difficile à déceler. Pourtant, on le sait aujourd'hui, l'intolérance est encore plus grande chez les enfants et les adolescents, alors que ce sont eux qui sont le plus souvent exposés aux champs électromagnétiques : troubles du comportement, fortes migraines, hyperactivité, troubles du système nerveux, voici les symptômes dont le Pr Belpomme dresse la liste dans son dernier livre[17]. Il décrit même l'état d'un adolescent de 15 ans ayant abusé de son téléphone portable (12 heures par jour) et dormi toutes les nuits pendant trois ou quatre ans avec celui-ci allumé sous son oreiller : proche d'un patient souffrant de la maladie d'Alzheimer, le jeune homme était obligé de tenir la main de sa mère pour sortir du cabinet du médecin car il n'en trouvait plus la sortie...

L'impuissance des pouvoirs face à la toxicité chronique

Commençons par agir à notre niveau, cela est et restera la base pour moi, mais les pouvoirs publics ont un rôle évidemment essentiel pour promulguer des règles enfin contraignantes et pour les faire appliquer.

D'une manière générale, les pouvoirs publics prennent des mesures quant à la toxicité aiguë, mais pas la toxicité chronique, ces microdoses auxquelles nous sommes exposés constamment au quotidien. Or, on sait aujourd'hui que ces microdoses peuvent agir de façon plus importante. Que la quantité ne fait pas le poison. Que la nocivité est accrue par un effet cocktail. Les pouvoirs publics n'agissent pourtant qu'après avoir identifié un poison en maxi-dose. Un rapport épidémiologique n'émerge qu'à la suite d'un impact grave sur l'homme : il faut des morts. Il faut que l'on puisse trouver la source de la maladie. Cette lenteur a évidemment des conséquences dramatiques.

Les mêmes pouvoirs publics, français et européens, ont mis trente ans pour établir que les pesticides étaient cancérigènes. Il a fallu attendre que nous y ayons été exposés pendant une dizaine d'années et que suffisamment de gens soient tombés malades pour que l'on daigne commencer à s'alarmer !

En même temps que nous agissons dans notre vie de tous les jours, il est important que nous militions pour que les pouvoirs publics changent, eux aussi, leur comportement, en sortant du court terme pour mettre en place une véritable politique de prévention.

Hygiène du corps et du comportement, prise de conscience des dangers que de grands intérêts privés font peser sur notre environnement, intégration des principes d'une alimentation saine, basée sur une agriculture biologique respectueuse de la biosphère : le changement s'apprend dès le premier âge, et école et enseignants ont un rôle essentiel.

Du bon usage du progrès

L'autre soir, j'ai fait l'expérience d'appliquer sur ma brosse à dents du bicarbonate de soude que j'avais mélangé à de l'eau pour en faire une pâte : un dentifrice tout à fait naturel.

Ma fille est à côté de moi, et je lui propose d'essayer ma mixture :

— Non merci, monsieur Ouille !

— Monsieur Ouille ?

— Jacquouille ! Quand le Moyen Âge rencontre le futur. Tu comptes prendre un bain tout habillé aussi ? Attends, regarde, je te montre un truc (elle se dirige vers l'interrupteur de la salle de bains) Jour ! Nuit ! Jour ! Nuit ! Le progrès, papa…

Depuis environ deux siècles, la civilisation occidentale a imposé l'idée que la science, les techniques iraient sans cesse de l'avant, procurant aux hommes toujours plus de bonheur. Les sciences et les techniques ont fourni à l'homme un pouvoir sur la nature inimaginable il y a encore si peu. Aujourd'hui, nous nous rendons compte de tout ce que cette notion de progrès recèle d'effets pervers.

C'est, avec d'autres mots, le constat que faisait déjà le célèbre anthropologue Claude Lévi-Strauss : l'effet « deux pas en avant, trois pas en arrière ». C'est précisément le propos de ce livre, tout particulièrement dans le cas des produits issus de combinaisons chimiques, dont on découvre les effets nocifs plusieurs années après leur lancement.

Ce qu'il faut retenir

- Notre environnement est toxique, ce n'est plus à démontrer.
- Notre environnement, c'est aussi notre environnement proche, notre nid quotidien, celui de nos enfants. Il faut se méfier de tout un tas de produits que nous utilisons au jour le jour, et peut-être revenir à des pratiques plus simples.
- Nos enfants en sont les premières victimes en raison de la fragilité de leur organisme.
- L'espérance de vie commence à décroître. Nous ne nous en rendons pas encore compte, car les chiffres se basent sur la mortalité d'une génération qui n'a pas été en contact durant les premières années de sa vie avec les polluants chimiques qui font notre quotidien.
- Nous et nos enfants connaissons déjà le fléau des perturbateurs endocriniens, qui perturbent notre organisme et conditionnent la prévalence de tout un tas de maladies graves. Les perturbateurs endocriniens se transmettent de génération en génération.
- On associe aujourd'hui à certaines maladies des liaisons anatomiques siégeant dans le cerveau, dès le stade fœtal, et l'on sait que ces liaisons peuvent être provoquées par des intoxications : au mercure, aux métaux lourds, aux particules fines, aux pesticides et aux perturbateurs endocriniens, voire aux champs électromagnétiques. Tous ces polluants interfèrent dans le processus d'inflammation, qui est le nid de toutes maladies. Pire encore, ils peuvent modifier jusqu'à nos gènes, et devenir alors le moteur de ces maladies et de ces affections graves.

- Nous ne pouvons pas faire confiance aux pouvoirs publics et aux forces politiques, qui ont des visions à court terme là où nous avons besoin de visionnaires à long terme pour enrayer la pandémie.
- Nous devons faire preuve de désobéissance civile, nous devons nous révolter et prendre le problème à la source : l'éducation.
- Il faut réapprendre à vivre dans un environnement dangereux et tenter d'en faire, avec et pour nos enfants, un monde plus sain, un monde meilleur. Reculons d'un pas pour avancer de deux !

Le point de vue du Dr Geberowicz

Comment faire passer tous ces messages sans affoler les enfants ? D'abord et avant tout, ils doivent voir que les parents ne s'affolent pas.
Vous avez décidé « d'arrêter d'empoisonner vos enfants », alors dites-leur : « Voici comment vous allez pouvoir mieux vivre. »
Vous devez leur faire passer deux consignes. La première est celle de la « réduction des risques ». Vous ne vivrez pas éternellement. Eux non plus, probablement. Votre vie, votre corps, vos choix vous appartiennent. Des questions « métaphysiques » de vos enfants viendront. Prenez le temps de réfléchir à vos réponses, surtout si ces questionnements surviennent dans des moments « improbables ». N'éludez pas, mais n'hésitez pas à prendre le temps de la réflexion.
La deuxième consigne est de diriger vos enfants vers leurs responsabilités de citoyens. Apprenez-leur à avoir un regard critique (positif ou négatif) sur ce qu'on leur inculque. Donnez-leur le goût d'aller chercher les informations, les contradictions. Qu'ils remettent en question, sans douter de tout. Qu'ils critiquent, sans devenir paranos. Pas facile. Qu'ils cherchent les adultes de confiance. Attention à ne pas tenir devant eux un discours cynique, désabusé, désespéré.

9

Manger bio : pourquoi, mais surtout comment ?

« Oh, le bio, vous êtes gentil, mais ça coûte la peau des fesses ! À l'âge de Jérémie et de sa sœur, on ne mangeait pas bio, et je ne m'en porte pas plus mal, non ? »

Lorsqu'elle était enfant, la maman de Jérémie ne mangeait peut-être pas bio, mais ce que nous mangeons n'a presque plus rien à voir avec ce qu'on consommait à l'époque. Il y a seulement un demi-siècle, l'industrie agroalimentaire commençait seulement à mettre en place les schémas qui, de nos jours, font des ravages.

En 1945, le budget mensuel des familles dédié à l'alimentation était de 40 %. Il est aujourd'hui de 8 %, contre 18 % pour celui consacré à la voiture et 5 % pour les produits électroniques. Je vais bien sûr vous dire qu'il n'y a rien qui vaille plus que la santé de nos enfants, c'est évident, mais je vais surtout vous démontrer que le bio n'est pas si cher que ça, et qu'il s'agit d'abord d'une question de priorité.

Le compte à rebours est enclenché

L'ONG américaine Global Footprint Network calcule chaque année le jour où la consommation mondiale de ressources naturelles dépasse ce que la planète peut fournir en un an : en 2000, c'était le 1er octobre ; en 2015, le 13 août ; cette année, le 8 août.

Normal. Notre civilisation est basée sur les carburants fossiles :

– pesticides et engrais ;
– production pharmaceutique ;
– chaleur, énergie, lumière ;
– transports ;
– matériaux de construction ;
– fibres synthétiques…

Durant les deux grandes révolutions industrielles, nous avons déterré des couches de carbone fossile et nous en avons fait notre civilisation, sans en imaginer les conséquences :

– un air saturé de choses qui auraient dû rester sous terre (CO_2, azote, méthane) ;
– des gaz qui piègent la chaleur sur terre ;
– le cycle de l'eau qui se modifie ;
– les catastrophes induites auxquelles nous assistons, largement impuissants.

Quels écosystèmes pourront survivre à cela ?

Évolution du productivisme agricole vers une agriculture durable, ce qui permettrait de réduire considérablement les gaz à effet de serre, baisse de la consommation de viande… pour les mesures à prendre, pas besoin d'aller chercher très loin !

Manger et consommer bio, c'est préserver les sols, les denrées, les gens qui nous nourrissent, le monde dans lequel nos enfants vont vivre et dans lequel grandiront leurs enfants. Une cuillerée à café de terre contient plus d'un million d'organismes vivants. Un mètre carré de couche arable contient un millier d'espèces d'animaux vivants. Des tout petits animaux, oui, des animaux qui créent l'humus dont ont besoin nos héros – enfin, les miens –, ces gens qui nous nourrissent, ces travailleurs de la terre, pour faire fructifier leurs terres et nos vies.

Petite histoire des conservateurs et autres additifs chimiques

À la base, le but de l'industrie semblait louable : il s'agissait de faire perdurer les denrées un peu plus longtemps, pour mieux les conserver, pour éviter de devoir les jeter et n'avoir plus besoin de faire les courses tous les jours. Il paraît même que le postulat de certains industriels était de pouvoir tenir plus longtemps en cas de guerre. Quand j'ai lu ça, ça m'a quand même interpellé.

Depuis le début, le but était aussi, bien entendu, de faire de l'argent, et c'est ce qui a donné l'idée à certains que l'on pouvait faire manger n'importe quoi, n'importe quand. Toujours plus loin, plus vite : les additifs et les conservateurs se sont multipliés avant de changer de nature. L'homme pouvait désormais dominer la Nature, et ce définitivement. Seulement voilà ! le maître n'a pas dépassé l'élève, et les fléaux évoqués dans les pages précédentes en sont la preuve. La seule chose que nous avons réussi à faire, c'est rendre nos enfants malades.

Le codex alimentarius (ou codex alimentaire) est un programme commun de l'Organisation des Nations unies pour l'alimentation et l'agriculture (FAO) et de l'Organisation mondiale de la santé. Il consiste en un recueil de normes, de codes d'usages, de directives et autres conseils relatifs à la production et à la transformation agroalimentaires qui ont pour objet la sécurité sanitaire des aliments, soit la protection des consommateurs et des travailleurs des filières alimentaires, et la préservation de l'environnement.

Dans son livre, *Paléobiotique*, Marion Kaplan dresse la liste de vingt-trois additifs alimentaires approuvés par le codex, et cela vaut la peine d'y jeter un œil…

- Les conservateurs prolongent la durée de conservation des denrées alimentaires en les protégeant des altérations dues aux micro-organismes.
- Les antioxygènes prolongent la durée de conservation des aliments en les protégeant des altérations telles que le rancissement des matières grasses et les modifications de couleur provoquées par l'oxydation.
- Les émulsifiants permettent à plusieurs substances qui ne se mélangent pas de justement se mélanger de façon homogène, par exemple l'huile et l'eau.
- Les sels de fonte dispersent les protéines du fromage pour une répartition homogène des matières grasses et autres composants.
- Les épaississants augmentent la viscosité des aliments comme les crèmes et les sauces.
- Les gélifiants donnent de la consistance à des denrées, en solidifiant des liquides pour leur donner la forme de gels.

- Les stabilisants maintiennent les propriétés physico-chimiques des aliments (sinon, tout comme nous, bah… ils vieillissent ! Normal !).
- Les exhausteurs de goût renforcent le goût et l'odeur d'un aliment.
- Les acidifiants augmentent l'acidité ou le goût acide d'un aliment.
- Les correcteurs d'acidité font l'inverse, en limitant l'acidité ou l'alcalinité d'un produit.
- Les antiagglomérants limitent l'agglutination des préparations en poudre.
- Les amidons modifiés agissent sur la texture d'un produit.
- Les édulcorants donnent une saveur sucrée à un produit.
- Les poudres à lever libèrent des gaz et permettent à une pâte de lever plus vite et/ou plus fort.
- Les agents moussants dispersent de façon homogène un gaz dans une denrée alimentaire liquide ou solide.
- Les agents d'enrobage sont appliqués à la surface d'une denrée alimentaire pour lui donner un aspect brillant ou servir de couche protectrice.
- Les agents de traitement de la farine améliorent la qualité boulangère de la farine ou de la pâte.
- Les affermissants permettent de garder fruits et légumes fermes et croquants ; ils peuvent agir en corrélation avec un gel pour le raffermir.
- Les humectants empêchent le dessèchement et facilitent la dissolution des poudres dans les liquides.
- Les séquestrants sont des agents conservateurs qui protègent les aliments en conserve des réactions d'oxydation initiées par la présence des métaux.

- Les enzymes sont utilisées dans la fabrication de produits, mais rares sont celles qui sont considérées comme des additifs.
- Les agents de charge accroissent le volume d'une denrée, mais pas sa valeur nutritive.
- Les gaz propulseurs expulsent une denrée de son emballage, de la chantilly par exemple.
- Les gaz d'emballage sont introduits pour conserver une denrée dans son emballage, par exemple les salades en sachet.

Le nombre d'additifs classés dans ces vingt-trois catégories dépasse aujourd'hui les trois cent cinquante dans l'industrie conventionnelle, contre cinquante dans l'industrie biologique, et il augmente chaque année. Conservateurs et additifs ne se voient pas à l'œil nu, nous ne savons donc pas quand nous en consommons. Et nous en consommons à notre insu.

Voici ce qui figure sur les emballages, nous allons vous aider à les reconnaître…

- De E100 à E199 : les colorants.
- De E200 à E299 : les conservateurs.
- De E300 à E399 : les antioxydants ou les régulateurs d'acidité.
- De E400 à E499 : les épaississants ou les stabilisants.
- De E500 à E599 : les correcteurs, les régulateurs de pH ou les agglomérants.
- De E600 à E699 : les exhausteurs de goût.
- De E700 à E799 : les antibiotiques.
- De E800 à E899 : rien, cela n'existe pas, du moins pas encore…

- De E900 à E999 : les cires, les gaz de propulsion ou les édulcorants.

Parmi les colorants, on trouve du jaune 2G (E107), du bleu brillant FCF (E133), du brun chocolat HT (E155), de l'azorubine (E122) ou encore de l'indigotine (E132). On en sourirait presque si ce n'était pas si effrayant.

Je vous épargne la liste complète des additifs puisqu'il y en a trois cent cinquante, mais, en gros, tout ce qui contient un E suivi de chiffres devrait être banni à mon avis. Les études montrent que nos enfants sont les plus réceptifs aux additifs, en particulier aux colorants, et ce sont eux aussi qui mangent le plus de produits transformés.

Quand le poison se cache dans la couleur

Une enquête de *60 millions de consommateurs* datée de juillet 2016 dénonce la coloration massive de très nombreux fruits et légumes pour les rendre plus appétissants.

- Le cas des olives noires cueillies vertes : « Les industriels plongent les olives dans une énorme cuve avec de la saumure et injectent massivement de l'air pour les oxyder. Elles vont devenir noires et, pour fixer cette couleur, ils ajoutent même un additif, du gluconate de fer, qui va leur donner un aspect lisse, ébène, uniforme. »
- Le cas des œufs et de la canthaxanthine, une molécule qui donne au jaune d'œuf une couleur plus intense.
- Le cas des clémentines : cueillies vertes, elles passent par une chambre où elles sont exposées à « un gaz à base d'éthylène qui accélère la maturité des fruits pour les rendre complètement orange ».

- Le cas des pommes, qui sont les fruits les plus traités : pour être présentes toute l'année sur les étals, elles sont entreposées en chambre froide sous atmosphère modifiée, à savoir pauvre en oxygène et riche en gaz carbonique. Ensuite, elles font l'objet d'une vitrification au SmartFresh®, un régulateur de croissance qui bloque le processus de maturation et préserve le croquant de la pomme (mais pas ses valeurs nutritionnelles).

Les consommateurs associent la couleur à des qualités nutritionnelles, ce qui est absolument faux. On nous trompe lorsqu'on nous dit qu'une fraise bien galbée et très rouge est meilleure. On nous trompe de la même manière quand on nous incite à combattre nos rides, celles du sourire et les pattes-d'oie. Comme les pommes, nous devrions être donc totalement lisses (souvenez-vous de la pomme de Blanche-Neige, absolument parfaite, mais aussi absolument empoisonnée).

La majorité des additifs employés aujourd'hui sont des produits de synthèse dont l'impact sur la santé est étudié d'une manière bien plus qu'insuffisante. Il n'existe pas d'études sur leurs possibles interactions et réactions dans le cas de rencontre avec d'autres produits chimiques (médicaments, résidus de pesticides...).

Une règle simple : éviter le plus possible les étiquettes contenant des chiffres commençant par la lettre « E » et, s'il est impossible de faire autrement, toujours privilégier les produits qui ne contiennent pas plus de trois additifs.

Nous devons donner à manger à nos enfants des produits issus de l'agriculture biologique pour préserver leur microbiote, c'est-à-dire leur système immunitaire, et pour les protéger contre toutes les maladies que nous avons évoquées précédemment. Souvenez-vous qu'une simple pomme achetée au supermarché peut avoir reçu jusqu'à cinquante-cinq traitements phytosanitaires ! Tout au long des chapitres précédents, nous avons vu les dégâts causés par les polluants sur l'organisme des plus jeunes.

Le cas des pesticides

L'association Génération Future a comparé les teneurs en résidus de pesticides sur des fruits, des légumes et des céréales : un lot issu de la production conventionnelle et un lot identique provenant de l'agriculture biologique. Résultats :

- 0 résidu de pesticides dans les produits bio contre 37 dans les produits conventionnels.
- 223 fois moins de résidus de pesticides en moyenne dans les aliments transformés bio.
- 1 seul résidu de pesticide suspecté d'être cancérigène ou perturbateur endocrinien dans les produits bio contre 17 dans les produits conventionnels.

Pesticides, herbicides, produits phytosanitaires, OGM, conservateurs et additifs chimiques, tous ces produits mettent en péril la croissance de nos enfants. Mon choix est vite fait : la seule protection consiste à manger bio.

Le bio, un budget gagnant !

Dans son film de 2008 *Nos enfants nous accuseront*, Jean-Paul Jaud nous emmène à Barjac, une petite ville située dans le département du Gard. La cuisine centrale dessert l'école privée de la commune ainsi que trois écoles publiques des environs ; chaque midi, tous les enfants de ces écoles mangent bio. L'impulsion est venue du maire, Édouard Chaulet. Poussées par les enfants, les familles ont suivi. Outre les écoles, le petit camion blanc de la mairie de Barjac livre tous les jours les Anciens, et même le curé. Alléluia ! C'est ce qu'on appelle une vraie volonté politique : un changement pour les enfants et qui se déploie dans toutes les générations…

Dans la cantine de l'école élémentaire, le cuisinier vient régulièrement dans le réfectoire faire l'éducation des enfants : « Qui veut une poire ? Une moitié ? La peau, vous pouvez la manger, hein ! » Cela faisait bien longtemps que je n'avais pas entendu ça, et vous ? C'est terrible, mais on trouve presque normal de ne pas pouvoir manger la peau des fruits et des légumes. Je ne m'y résous pas.

Les autorités publiques ne font malheureusement pas encore le travail qu'elles devraient faire pour nous protéger et protéger nos enfants, mais des volontés politiques commencent quand même à émerger. Nous avons besoin de pousser les politiques et les élus. N'oubliez pas que nous sommes maîtres de ce que nous consommons. À Barjac, les cuisiniers, les élus, les parents d'élèves se sont joints pour aller vers la conscience et la lucidité. Comme l'a dit le maire à ses administrés le jour de Noël : « Rien n'est trop bon, rien n'est trop sain pour nos enfants, et on ne va pas très loin quand on agit que pour soi. »

Ah oui, j'allais oublier : à Barjac, 63 % des familles sont non imposables, et le maire n'a pas augmenté le prix de la cantine. Alors, plus cher le bio ?

Dans la jungle des labels

Difficile de s'y retrouver, n'est-ce pas, entre les labels contrôlés, juridiquement fiables, et les labels « marketing », dont les géants de l'agro-industrie se sont emparés.

Le label BioCohérence est porté par des producteurs, des transformateurs, des distributeurs et des consommateurs. Il garantit des produits bio répondant à des critères exigeants, dispose d'un contrôle indépendant plus strict que la norme européenne et bannit toute présence OGM, ce qui n'est pas le cas, malheureusement, du célèbre label AB (agriculture biologique).

1. Mon conseil pour tout ce qui ne se mange pas

- Peintures et colles : produits labellisés NF Environnement ou Écolabel européen, ou peinture de type chaux.
- Vêtements : labels Bio Équitable, Écolabel européen ou Max Havelaar.
- Linge de maison : produits labellisés Écolabel européen ou Oeko-Tex
- Matelas : produits des marques Futon Bio, Coco-Mat ou Stoll.
- Cosmétiques : produits bio sans conservateurs de synthèse, labellisés Écocert ou Écolabel européen, ou marques Melvita, Centifolia ou Ciel d'Azur.

Le fantasme de la pénurie

Dans *Nos enfants nous accuseront*, Jean-Paul Jaud, filme la rencontre entre des agriculteurs conventionnels et des agriculteurs qui travaillent en bio. Les premiers connaissent les affres de la surproduction, quand les seconds font parfois face à la pénurie de certains produits. La confrontation de ces deux mondes est particulièrement intéressante. Les agriculteurs conventionnels parlent d'agriculture raisonnée au regard des « excès » de leurs parents. Ils se montrent aussi soucieux de l'environnement que leurs homologues bio, même s'ils ont des réserves sur le « tout bio » : peur pour leur porte-monnaie, peur que ça ne soit pas suffisant pour nourrir la population, peur qu'il soit difficile de manger des céréales tout le temps...

Nous pourrions leur répondre que nous n'avons pas besoin de manger des céréales tout le temps, mais nous pourrions aussi leur opposer le rapport de la FAO (Food and Agriculture Organization) du 3 mai 2007, il y a dix ans déjà. Dans ce rapport, il est indiqué que « cultiver l'ensemble des terres arables du monde selon les préceptes de l'agriculture bio permettrait de nourrir l'humanité ».

Un autre rapport de l'ONU, datant de 2011 celui-là, répond à la question : « Est-ce que l'agro-écologie peut nourrir le monde ? » La réponse, encore une fois, est oui !

Philippe Desbrosses, docteur en environnement, s'exprimait sur le sujet lors du deuxième colloque de l'Appel de Paris : « J'affirme haut et fort que l'on peut produire autrement, durablement, des denrées alimentaires de haute qualité sanitaire, en quantité suffisante, avec des performances économiques bien supérieures aux méthodes industrielles pour peu que l'on cesse de remplacer les paysans sur la terre par des produits chimiques. » Philippe Debrosses a raison, et toute la salle a applaudi.

Retour à la permaculture

Cyril Dion et Mélanie Laurent, les réalisateurs du documentaire *Demain* (2016), sont allés rencontrer les propriétaires de la ferme du Bec Hellouin en Normandie.

Actuellement, pour une calorie qui arrive dans votre assiette, il faut de dix à douze calories d'énergie, ce qui est aberrant puisque demain nous n'aurons plus de pétrole. C'est le premier constat qu'ont fait les fondateurs de la permaculture. Partant du fait que, depuis des centaines de millions d'années, la nature crée des écosystèmes harmonieux et durables, qui génèrent eux-mêmes les conditions favorables au développement de formes de vie parmi les plus évoluées, ses promoteurs cherchent à concevoir des installations humaines harmonieuses, durables, résilientes, économes en travail comme en énergie, selon un principe essentiel : positionner au mieux chaque élément de manière qu'il puisse interagir positivement avec les autres ; créer des interactions bénéfiques, comme dans la nature, où tout est relié. Les déchets de l'un deviennent les produits de l'autre, permettant au tout d'être davantage que la somme des parties. C'est une vision holistique, organique du monde.

La permaculture repose donc sur trois principes éthiques : prendre soin de la planète, prendre soin des hommes, partager équitablement les ressources. L'une de ses bases est le respect des saisons, notre organisme étant conçu pour consommer des produits de saison, tout comme nos ancêtres le faisaient ; les tomates se mangent en été, les champignons et les pommes, en automne, et les pommes de terre, en hiver !

Dans *L'Alimentation Fitnext*[1], je citais déjà cette phrase de Rousseau, extraite des *Confessions* : « Les climats, les saisons, les couleurs, l'obscurité, la lumière, les éléments, les aliments, le bruit, le silence, le mouvement, le repos, tout agit sur notre machine, et sur notre âme. »

Aujourd'hui, la ferme du Bec Helloin produit autant sur 1 000 mètres carrés que l'agriculture conventionnelle sur 1 hectare, soit dix fois plus.

Le pouvoir des petits producteurs

Les grands producteurs produisent le plus souvent des matières premières, dont une partie est réservée à l'alimentation, une autre à l'élevage et le reste aux agrocarburants. L'agriculture industrielle fait les beaux jours de l'industrie chimique, des équipementiers agricoles et des banques. Eux ont besoin d'une agriculture intensive capable de générer toujours plus de rendement. Les petits agriculteurs, ceux qui sont en bout de chaîne, sont en réalité ceux qui nous nourrissent, et cela pourrait leur donner un fantastique pouvoir de pression.

Comme le dit très bien Vandana Shiva, physicienne, philosophe et spécialiste des semences dans le monde, « ceux qui contrôlent l'alimentation ne produisent rien… Coca-Cola® ne produit rien, c'est une économie de rente. » Les gouvernements continuent de soutenir les plus grandes entreprises de ce genre. C'est un problème, vous ne trouvez pas ?

En Europe, le budget des ménages accordé à la nourriture est d'environ 13 %, mais il devrait être de 35 % pour une vraie bonne alimentation. À condition de faire baisser la part consacrée au logement, qui est devenue aberrante. À condition de reprendre nos esprits pour ne pas sacrifier le bien-manger à un désir de possession toujours plus grand, au plaisir immédiat, au renouvellement sans cesse encouragé (il n'est qu'à voir les portables), à ces divertissements qui nous détournent de l'essentiel.

Les AMAP, associations pour le maintien d'une agriculture paysanne

Leur origine remonte aux années 1950 avec la naissance des *teikei*, au Japon. Le mot signifie « coopération ». Les autorités décident de fournir à des petits paysans des « terres nourricières pour l'éternité », qui resteront à l'écart de la spéculation immobilière et financière. Elles créent un système d'associations de paysans qui ont pour responsabilité de nourrir la population environnante.

Résultat :

- 10 % de la population japonaise est encore paysanne, contre 3 % en France.
- En 1993, un foyer sur quatre participait aux *teikei*.

En France, la première AMAP a vu le jour en 2001 à Ollioules, près de Toulon, sous l'égide de Denise et Daniel Vuillon, que j'ai rencontrés lors d'un reportage. Avec une philosophie proche des *teikei* japonais, l'AMAP est un contrat moral : le paysan s'engage à fournir des produits bio, de qualité, et le consommateur prépaie ses « paniers ». Ce faisant, il accepte de consommer des produits de saison, avec les risques inhérents à l'agriculture (intempéries, mauvaises récoltes…). Le consommateur accepte de suivre la nature ainsi qu'un homme ou un groupe d'hommes, c'est quelque chose de très beau.

Consommer AMAP[2], c'est :
– privilégier les circuits courts ;
– manger sain et bon ;
– pour un prix équitable !

Albi et Rennes, ces villes qui ont voté l'autosuffisance alimentaire

L'idée a germé et pris racine à Todmorden, en Angleterre, première ville au monde à avoir lancé l'expérience d'autosuffisance alimentaire dénommée *Incredible Edible*, « incroyables comestibles ». L'idée, c'est quoi ?

- On cultive tous, sur les espaces verts de la ville, mais aussi sur les balcons, dans les jardins, etc., et on se partage les récoltes.
- On se réapproprie le territoire sur lequel on vit et on s'en nourrit !
- On favorise les circuits courts, donc on pollue moins, et on fait travailler les maraîchers locaux.
- On réapprend à cuisiner, on s'échange des recettes et des graines.

Albi et Rennes ont franchi le pas en créant des espaces de production agricole de proximité.

À Paris, l'émanation française d'*Incredible Edible*, les Incroyables Comestibles, a commencé à cultiver rue de la Vallée-de-Fécamp, rue de Charenton et rue de Wattignies. On y distribue des graines. L'été prochain, les enfants pourront venir cueillir des tomates[3].

Petites astuces et solutions alternatives, les produits naturels

Les matériaux bruts ont un charme inégalable : le bois, le marbre, la pierre, ça nous raconte vraiment des choses. L'occasion a le vent en poupe, et pas seulement pour une question de pouvoir d'achat : les brocantes fleurissent un peu partout, on passe des après-midi entières à rénover le vieux buffet de la grand-mère. Et si on en profitait pour se débarrasser de tous ces produits d'entretien industriels ? Ils sont aussi moches qu'ils sont toxiques, raison pour laquelle on les cache sous l'évier ou dans un placard. Pourquoi ne pas fabriquer une étagère sur laquelle trôneraient de jolis pots en verre ? L'un contiendrait une poudre blanche, du bicarbonate de soude. Un autre des branches de lavande. Un troisième du thym. À côté, on placerait un pulvérisateur en verre de forme conique contenant un mélange d'eau, de citron, de vinaigre d'alcool et de bicarbonate de soude, l'idéal pour nettoyer les vitres.

On ajouterait, dans une coupe de porcelaine, un pot-pourri fait de bâtons de cannelle, d'écorces d'orange et de pétales de rose ; c'est quand même bien plus agréable qu'une prise-diffuseur désodorisante ressemblant à un produit antimoustiques.

Lorsqu'on fabrique les choses soi-même, même si on se contente de réunir trois branches de lavande et de faire sécher deux roses, on les apprécie d'autant plus.

C'est beau, mais en plus c'est bon pour notre santé, pour notre environnement immédiat et pour la planète. Des solutions alternatives privilégiant les matières brutes et naturelles sont non seulement garantes de l'avenir de notre espèce, mais elles sont aussi avantageuses sur le plan économique.

En voici quelques exemples…

1. Le vinaigre blanc

- Nettoyant
- Dégraissant pour la vaisselle, l'argenterie, le plan de travail, et désinfectant pour le sol
- Détartrant pour la bouilloire et autres petits appareils électroménagers, adoucissant et assouplissant pour le linge : ½ verre dans le lave-linge en dehors du lavage

2. Le bicarbonate de soude

- Nettoyant pour le carrelage, les vitres, les sanitaires : 1 cuillerée à soupe pour 5 litres d'eau
- Décapant pour les plaques de cuisson, le four : laisser poser une nuit, puis nettoyer
- Assouplissant et agent blanchiment du linge : 2 cuillerées à soupe, à saupoudrer sur le linge
- Antiacariens et antimoisissures
- Désherbant naturel

3. Le citron

- Désodorisant
- Nettoyant, pour les ustensiles en cuivre notamment, et décapant

- Rinçage des cheveux, élimination des pellicules
- Puissant antiseptique

4. Le marc de café

- Antiparasites : à mettre sur nos plantes (balcon ou jardin), et nos ennemies les petites bêtes, moucherons, mouches ou escargots, iront voir ailleurs.

5. Les clous de girofle

- Désodorisant : les planter dans une orange, à accrocher au robinet ou à la porte des toilettes

6. L'huile d'olive

- Hydratant
- Démaquillant
- Antipoux : y diluer 1 goutte d'huile essentielle de lavande

Concernant le bicarbonate de soude, en plus de faire briller le carrelage et l'inox de nos éviers, il est réputé pour :

- garder des dents blanches (il suffit de l'appliquer sur une brosse à dents humidifiée et de l'utiliser comme un dentifrice, une ou deux fois par semaine) ;
- rafraîchir l'haleine (1 cuillerée à café dans un verre d'eau pour les gargarismes) ;
- lutter contre les brûlures d'estomac ; il facilite la digestion et se montre d'une efficacité redoutable contre les remontées acides (boire un verre d'eau dans lequel on aura dilué 1 cuillerée à café de

bicarbonate de soude et quelques gouttes de jus de citron) ;
- servir de déodorant (étaler la poudre sur les aisselles humides, soit au doigt, soit à l'aide d'un gros pinceau à poudre, et attendre environ 30 secondes que ça sèche un peu ; un peu de poudre peut retomber, mais elle ne tache pas du tout).

La lavande, elle, est réputée pour être :
- un désodorisant naturel dans nos maisons (sachets, huile ou bouquets) ;
- un antimites, en sachet dans nos placards ;
- un calmant naturel et scientifiquement prouvé (elle apaise et rebooste).

Une étude a été menée en 2006 dans le Taehan Kanho Hakhoe Chi sur des étudiantes à l'université. Elle a montré qu'une consommation de thé de lavande affectait positivement la santé de femmes se plaignant d'insomnie et de dépression. Une autre étude, publiée en 2012 dans la revue *Neurologie européenne*, a prouvé que l'huile essentielle de lavande est très bénéfique contre les migraines.

Pourquoi se priver des vertus des plantes quand, dans le même temps, les cosmétiques vantés par les publicités peuvent s'avérer dangereux ?

Attention aux crèmes pour bébés

Les produits cosmétiques ne sont en général pas suffisamment testés, à tel point que l'Union européenne s'apprête à interdire l'usage de nombreuses substances présentes dans certains cosmétiques, mais n'est-ce pas un peu tard ?

En 2008, le Comité de développement durable en santé (C2DS) et son représentant, Olivier Toma, avaient dénoncé le manque de preuve de l'innocuité des produits utilisés en maternité. Ce lanceur d'alerte, par ailleurs directeur de clinique, fut remercié très rapidement… mais l'Agence française de sécurité sanitaire des produits de santé (AFSSAPS) s'est quand même saisie du problème, confirmant que les produits destinés aux moins de 3 ans n'étaient pas suffisamment testés alors que la prématurité métabolique de la peau des tout-petits les rendait très vulnérables aux substances toxiques.

Le chloroacétamide par exemple, un conservateur, entraîne des troubles de la reproduction et n'a été interdit dans les cosmétiques qu'en juin 2012. Le triclosan, puissant perturbateur endocrinien, est interdit par la Norvège (mais seulement par elle) dans les cosmétiques.

Dans une enquête menée par le magazine *60 millions de consommateurs* et disponible sur leur site, vous pourrez retrouver une liste des produits pour bébés à éviter ; pour les crèmes et autres produits pour les tout-petits, privilégiez les produits bio suivants (liste non exhaustive) :

- Cosmebio ;
- Cosmos, Cosmos organic ;
- Ecolabel européen ;
- BDIH (marque allemande) ;
- Nature et Progrès (l'une des meilleures gammes de produits 100 % bio).

Des cosmétiques maison

Quand j'étais petit, je m'amusais à fabriquer du parfum avec des pétales de rose ramassés dans le jardin :

je les faisais macérer dans de l'eau avec du citron et de la lavande écrasée. Un apprenti chimiste, déjà en version écolo… Avec quelques recettes toutes simples, on peut faire des merveilles. Nous pouvons par exemple apprendre à nos enfants à confectionner eux-mêmes une crème adoucissante. Il suffit par exemple de mélanger :

– 10 g d'huile de vaseline ;
– 10 g d'huile d'amande douce ;
– 1 g d'essence de romarin ;
– 1 g d'essence de lavande.

Eh oui, consommer bio, c'est rigolo.

Quand j'achète un tissu en coton biologique, je préserve ma peau, ma santé, celle de ceux qui ont fabriqué ce tissu et le sol sur lequel ce coton pousse, car il n'est pas pollué par les pesticides.

Entre nous, j'adore que ma fille m'appelle « Jacquouille » et, après vous avoir dit ça, je vais me faire un malin plaisir de lui expliquer pourquoi je ne lui achèterai pas cet anorak fabriqué en Chine par des enfants qui n'ont pas droit à la même protection qu'elle en Europe. Il en sait des choses, Jacquouille, et notamment que les matériaux avec lesquels aura été traité ce petit anorak, aussi tendance soit-il, contiennent des poisons qui peuvent s'infiltrer partout, et que la beauté que l'on peut conférer à la mode n'est pas le souhait de grandes marques, elles-mêmes possédées par de grands groupes industriels. Non, la vraie beauté, c'est et ce sera son regard, le regard qu'elle portera sur le monde, qui ira de pair avec celui qu'elle portera sur elle-même. Je vais la rendre fière, ma fille, fière d'acheter « un anorak d'origine contrôlée », parce que c'est un petit geste qui contribue à rendre le monde meilleur, ce monde dans lequel elle arrive et que, comme nous, elle va devoir construire, en pleine conscience, curieuse et, je l'espère, heureuse. Vous trouvez que j'en fais trop ? Peut-être… mais je reste intimement convaincu que c'est en mettant de la conscience un peu partout (et même dans la mode) que cette dernière va finir par se révéler et s'imposer dans ces jeunes esprits parfois perdus entre égoïsme et humanité.

Le choix pour eux des vêtements et des chaussures

Eux non plus ne sont pas épargnés avec, notamment, la présence attestée de composés organobromés, des ignifugeants considérés comme de forts perturbateurs endocriniens.

- Une étude récente montre que 95 % des chaussures, des sandales et des bottes en cuir contiennent du chrome[4].
- La majorité des vêtements que nous portons aujourd'hui sont fabriqués dans des pays parmi les plus laxistes en termes d'environnement et de législation du travail. Comment tolérer d'ailleurs que certains produits interdits chez nous continuent d'être autorisés en Asie, en Amérique du Sud ou en Afrique ? En matière de commerce international, ne pourrait-on pas faire que ce qui est interdit en Europe le soit aussi ailleurs ?

Notre tout premier acte politique se trouve dans notre façon de consommer, et dans notre assiette. Il est vivant, nous aussi, c'est maintenant ! Il serait temps de nous faire un peu fourmis, pour nous éviter des temps trop rudes et pour que nos enfants puissent chanter tout l'été. Nous sommes les acteurs du monde de demain, du monde de nos enfants, et cela n'a pas de prix.

Ce qu'il faut retenir

- Préférer la qualité à la quantité : en fin de compte, consommer bio n'est pas plus cher.
- Éduquer nos enfants, c'est leur faire prendre conscience du monde dans lequel nous vivons, de notre place et de notre responsabilité, de l'humilité qu'il nous faut adopter.
- Nous pouvons leur expliquer que ce que nous mangeons, dès le plus jeune âge, aura des conséquences sur toute notre vie.
- Nous devons leur apprendre à lire les étiquettes.
- Plus nous serons nombreux à manger bio, plus le marché va s'élargir, plus les prix baisseront et plus de nouvelles familles pourront franchir le pas.

Le point de vue du Dr Geberowicz

Votre enfant grandit, il va devenir adulte et autonome, à son rythme : biologique, affectif, intellectuel et relationnel. Il a devant lui et autour de lui des modèles et des contre-modèles. Qu'on le veuille ou non, il est influencé par le monde qui l'entoure et, en particulier de nos jours, par les médias et les réseaux sociaux. On sait comme les stéréotypes de beauté véhiculés par la publicité et la mode risquent de mettre une pression négative sur les adolescents. C'est à vous de le mettre en garde afin qu'il ne soit pas embarqué dans une de ces chimères contemporaines, où la célébrité devient un objectif, où l'individu et son corps deviennent une marque. Mettre en garde, c'est ouvrir l'esprit critique, pas interdire.

Prendre soin de soi, de ses relations, ce n'est pas devenir parfait et être obsédé par sa silhouette et son « image ». L'activité physique doit permettre le plaisir, la satisfaction d'atteindre des objectifs. *Mens sana in corpore sano* peut devenir une devise, pas un slogan pour une marque.
Si vous avez eu, à l'adolescence, des troubles du comportement alimentaire type anorexie ou boulimie, parlez-en avec votre conjoint et avec votre généraliste, de façon à ne pas transmettre ce mode de vie délétère, ce qui veut dire ne pas être obnubilé par l'alimentation, les calories, le poids de votre enfant.

10

Le sport en antidote à la surexposition numérique

La grande sœur de Jérémie a 13 ans. Elle ne sait pas faire de vélo, mais elle est douzième sur Minecraft au classement des Français. Vous n'avez pas compris cette phrase ? La première fois, moi non plus, si ça peut vous rassurer…

Sur ma tablette, il y a une icône intitulée « Game Center ». Cette véritable boîte de Pandore agit sur mes petits filleuls comme un aimant. « Mets-moi des jeux, mets-moi des jeux ! » est sans doute la phrase que j'ai entendue le plus souvent cet été. Nos enfants sont nés à l'ère du numérique, pas sûr qu'ils se contenteraient d'une simple corde à sauter… Je me suis surpris à me souvenir de mes vacances d'enfant. Nous nous amusions à reconstituer le parc d'un jeu télévisé qui s'appelait « Intervilles ». Il n'est pas sûr du tout que c'était mieux avant, mais nous n'avions besoin de personne pour nous distraire. Nous pouvions passer toute une après-midi, voire plusieurs jours, à nous imaginer des choses, et nous étions tout le temps en mouvement. J'entends encore ma mère : « Ils ne tiennent pas en place ! » Non, ce n'était pas mieux avant, mais la sédentarisation actuelle des enfants est quand même largement inquiétante. Notre mode de vie a beaucoup changé en l'espace de cinquante ans, et pas seulement notre alimentation.

Nous ne sommes pas des sédentaires, nous ne sommes pas constitués pour vivre comme des singes paresseux ou des chats couchés près du radiateur. L'enfance en particulier est un âge où on a besoin de s'exprimer et de se dépenser physiquement pour se construire, le sport doit donc être considéré comme un volet indispensable de toute éducation. Pour que nous n'entendions jamais nos enfants nous dire : « Mais si vous me l'aviez proposé… »

Un être non sédentaire

Dans son livre *Paléofit*[1], le Dr Fabrice Kuhn nous explique pourquoi il est important de renouer avec une forme d'activité physique originelle. « Il a fallu 100 000 ans pour passer du bipède à l'homme agricole, 10 000 ans pour passer à l'homme industriel, et 50 ans pour passer à l'homme en surpoids, diabétique et cardiaque ! »

Nous possédons le même patrimoine génétique que notre ancêtre préhistorique, lequel courait entre 30 et 35 kilomètres par jour et mangeait, je vous le rappelle, essentiellement des baies, des racines, des noix, et seulement 10 % de protéines animales, principalement des œufs. C'est pour cela qu'on le qualifie souvent de chasseur-cueilleur.

Notre corps est celui d'un athlète que l'évolution a façonné : nous sommes constitués pour courir, marcher, endurer, sauter, grimper, porter. En nous sédentarisant, nous nous sommes éloignés de ce pour quoi nous sommes faits, nous nous déréglons et nous nous exposons au spectre de la maladie.

Nous avons vu combien de pathologies modernes étaient directement en lien avec notre environnement chaotique : obésité, diabète, maladies cardio-vasculaires, maladies auto-immunes (maladie de Crohn, par exemple), ostéoporose, maladies neurodégénératives et cancers, mais aussi allergies, dépressions, intolérances et maladies digestives.

On estime que l'espérance de vie de nos ancêtres chasseurs-cueilleurs se situait dans une fourchette comprise entre 68 et 78 ans[2] ; 70 % des causes de mortalité relevaient de maladies infectieuses et digestives, 20 % d'accidents et seulement 9 % de maladies dégénératives. Or aujourd'hui, en Occident, nous assistons à l'inverse. La majorité des décès relève de pathologies dégénératives. Et si notre espérance de vie a progressé, c'est majoritairement grâce aux progrès de la chirurgie, des médicaments et de la médecine néonatale.

Les bénéfices du sport ne sont heureusement plus à démontrer. Dans le développement de nos enfants, la pratique d'une activité sportive régulière favorise :

– une augmentation de l'espérance de vie comprise entre 0,43 et 6,9 ans[3] ;
– le développement de l'appareil moteur cardiovasculaire, qui permet d'oxygéner le sang et les organes[4] ;

– une diminution des risques de développer plus tard un surpoids et plus encore de l'obésité. Les efforts cardio-vasculaires activent la lipolyse, la combustion des graisses, et libèrent les toxines accumulées dans les graisses[5] ;
– une prévention du diabète[6] ;
– une consolidation des os et du squelette. Les muscles s'insèrent sur les os grâce aux tendons ; lorsque l'on fait du sport, tensions et tractions exercent des pressions sur les os *via* ces tendons, et pour résister les os vont se renforcer.

Sortir les poubelles du corps, le rôle des émonctoires

L'environnement dans lequel nous vivons vient remplir à ras bord nos « poubelles » organiques. Nous ingérons beaucoup de choses dont nous devons ensuite nous débarrasser, et le sport aide considérablement à trier les déchets. Pour nous aider, nous possédons en nous cinq « Monsieur Propre » qui travaillent au maintien et à l'équilibre de notre écosystème interne. Ce sont les émonctoires[7].

Peau, poumons, foie, reins et intestins sont de véritables usines de traitement de nos déchets.

- **Le foie, un gros travailleur**
  Il filtre les matières toxiques et les oxydants (alcool, café, résidus médicamenteux) charriés par le sang, à raison d'un litre de sang par minute. Il va en revanche synthétiser ce dont nous avons besoin, vitamines, hormones et protéines, pour préserver l'équilibre de notre organisme.

- **Les reins, maîtres de la tension artérielle et « centre de tri »**
  Ils filtrent le sang en récupérant les éléments utiles (sucres, minéraux, acides aminés) et en rejetant dans la vessie ce dont nous n'avons pas besoin et qui nous est nocif, l'acidité notamment. Stress, sédentarité et prise de médicaments viennent perturber son fonctionnement.
- **Les poumons, des hommes de ménage parfaits**
  Comme les reins, ils évacuent le gaz carbonique et nous débarrassent des éléments acides. Ils nous permettent aussi d'expectorer les pollutions que nous avons inhalées.
- **La peau, notre combinaison protectrice et la production de vitamine D**
  Les sécrétions de sébum nous protègent du froid, des UV et des germes. C'est aussi le réseau de filtrage le plus étendu de notre corps. La peau mesure jusqu'à 1,9 mètre carré pour un poids de 3 à 5 kilos : ce sont de 3 à 6 millions de petites glandes qui nous « font suer » (glandes sudoripares) et qui fonctionnent comme des micro-reins puisqu'elles participent à l'élimination des déchets et des toxines à travers la sueur.
  Certaines de ses cellules peuvent aussi transformer des déchets en substances nutritives ; c'est par exemple le cas pour la production de vitamine D, qui renforce nos os et prévient le cancer du sein. La vitamine D favorise la forme physique et la mémoire. Si on la trouve dans l'alimentation, la source la plus importante est celle que nous fabriquons par la peau grâce à la photosynthèse. Le soleil, en particulier la

pratique d'un exercice physique à l'extérieur, favorise sa production. Elle est ensuite stockée dans nos tissus graisseux.

- **Les intestins, la plaque tournante de l'organisme** L'intestin grêle assimile, le côlon évacue, mais l'intestin est aussi le foyer de notre système immunitaire. Il traite, recycle : c'est notre plus sûr rempart contre les toxines, les toxiques, les virus, les vilaines bactéries ; c'est véritablement une arme bonne santé massive.

Les efforts cardio-vasculaires dépassant 40 minutes permettent de stimuler nos cinq organes de traitement des déchets. Couplés à une alimentation saine, ils favorisent le bon fonctionnement de nos émonctoires, donc l'équilibre acido-basique, donc le bon état de marche de notre système immunitaire.

Les plus indiqués ?

- La natation (elle développe la charnière ostéo-tendineuse ainsi que toute la charpente musculaire).
- L'athlétisme.
- Le vélo.

Sport et croissance font bon ménage

Contrairement à une idée que véhiculent certains, le sport ne ralentit pas la croissance des enfants, bien au contraire : il est un facteur d'équilibre pour le corps, mais aussi pour l'esprit avec le renforcement de leur capacité attentionnelle. Pourquoi ? Parce qu'il stimule constamment le corps en engendrant des réponses hormonales qui favorisent le développement du squelette et des muscles. Il est aussi le meilleur moyen de « sortir les poubelles ». Comme nous l'avons vu, nos enfants sont constamment exposés aux pollutions alimentaires et environnementales. Faire un jour sur deux une activité cardio de plus de 35 minutes permet au corps de se débarrasser d'une grande quantité des toxiques accumulés dans ses usines de traitement des déchets. En effet, lorsque l'enfant atteint ce qu'on appelle communément le second souffle (qui est en réalité l'augmentation du volume qu'occupe le plasma dans le sang), il stimule les fonctions d'élimination de ses cinq usines de traitement des déchets (peau, poumons, foie, reins, intestins).

Sanctuariser le sommeil des enfants

En phase d'endormissement, le corps humain met en place une série de processus destinés à ralentir son activité, son métabolisme, et à diminuer sa température corporelle. L'hormone qui entre en jeu est la mélatonine. Elle est sécrétée par une glande « lumino-dépendante » : plus l'intensité lumineuse diminue, plus la glande sécrète de mélatonine, et plus la mélatonine augmente, plus nous avons sommeil. C'est pour cela que nous nous sentons plus fatigués en hiver : il y a moins de lumière, aussi nous sécrétons plus de mélatonine.

Nous laissons de moins en moins de place à la nuit, et c'est comme si nous nous battions contre elle avec l'omniprésence des écrans autour de nous : tablettes, ordinateurs, télévisions, téléphones portables sont des fléaux pour le sommeil. Ils perturbent notre sécrétion de mélatonine et dérèglent notre horloge biologique.

Lutter efficacement contre les risques numériques

Des études ont démontré que les écrans modifient et dégradent les synapses des tout-petits, dont le cerveau est en pleine construction[8], avec le risque de provoquer des lésions irréversibles. La matière neurologique se constitue avant 3 ans. Nous l'avons vu, les femmes enceintes et les enfants sont les premières victimes des champs électromagnétiques. Quand ils sont mis très jeunes devant des écrans, la taille de leurs synapses et les échanges entre ces dernières se trouvent modifiés et dégradés.

Pour le Pr Belpomme[9], « la généralisation du wifi dans les lieux publics, en particulier dans les écoles, les lycées et les collèges, [...] est une aberration scandaleuse du point de vue sanitaire, étant donné la grande vulnérabilité des enfants et des adolescents aux champs électromagnétiques ».

Une interdiction du téléphone portable chez les moins de six ans avait été votée au Grenelle II en 2013 ; il semble qu'elle ait largement disparu. Concernant les effets négatifs de ce dernier sur la santé, l'ANSES nuance ses effets négatifs sur la santé, mais les admet.

Nous pouvons agir par des décisions simples ; elles sont urgentes :

- revenir dans nos logements à l'option d'une connexion filaire ;
- en période de grossesse, réduire au maximum l'usage du téléphone portable, et encore plus du wifi ;
- préserver les nourrissons de tous les champs électromagnétiques, en commençant par ceux de l'écoute-bébé ;
- limiter au maximum l'usage du téléphone portable pour les enfants avant l'âge de 12 ans.

Le numérique à l'école, une fausse bonne idée

Des psychologues de l'université de Pittsburgh ont testé les effets des tablettes et mis en évidence qu'elles altèrent la capacité de jugement. Lorsque l'objet d'étude est sur tablette, les élèves ont beaucoup plus de mal à trouver les bonnes réponses que sur papier.

J'ai lu un jour que Steve Jobs, fondateur d'Apple et sorte de pape du numérique, refusait pour ses propres enfants qu'ils regardent la télévision et jouent sur un ordinateur. Sa volonté était qu'ils puissent apprendre par imprégnation et par expérience *via* des expositions, des discussions, des lectures, des voyages. En d'autres termes : « Achetez à vos enfants ces ordinateurs que je ne veux surtout pas pour les miens. » Personnellement, ça m'a beaucoup secoué.

Dans le fond, Steve Jobs avait raison : un enfant qui joue des heures sur un téléphone, une tablette, un ordinateur sollicite peu son imaginaire, ce qui est pourtant indispensable à sa construction en tant qu'être indépendant, doté de ressources et d'une capacité d'adaptation face à toutes les situations que nous propose la vie.

Non messieurs, le cerveau de nos enfants n'est pas à vendre !

L'éducation constitue un champ d'exploitation privilégié pour les industries du numérique, mais l'explosion du digital sature nos enfants d'images, de vitesse et de bruit. Le documentaire de Jean-Robert Viallet et Christophe Nick, *Le Temps de cerveau disponible*[10], commence par une archive de 1957 dans laquelle le présentateur pose les choses ainsi : « La question qui se pose est celle-ci : sommes-nous des trafiquants d'émotions fortes, sommes-nous des courtiers de chair encore tiède ou bien avons-nous raison de vous montrer ce que vous n'auriez jamais dû ou pu voir ? Avons-nous raison de penser qu'une civilisation se termine et qu'une autre commence ? Les faits sont là. Il est certain que jamais les images n'ont eu autant d'importance qu'en ce moment. Autrefois, c'est vous qui faisiez les images, et maintenant ce sont les images qui vous font. »

Cette télévision-là était au moins consciente de son pouvoir de nuisance.

Le titre du documentaire fait référence à une phrase prononcée par Patrick Le Lay, alors dirigeant de TF1, dans laquelle il reconnaissait que l'objectif de sa chaîne était de vendre aux annonceurs du « temps de cerveau disponible ». L'un des principaux opérateurs de télévision tenait pour acquise la primauté absolue de l'économique sur le culturel, voire d'une activité consistant à endormir les consciences dans le but d'inciter le public à consommer.

Les auteurs du documentaire ont fait appel au philosophe Bernard Stiegler. Ce dernier axe sa réflexion sur les enjeux des mutations actuelles, notamment lorsque les technologies sont mises au service du marketing et tendent à se transformer en un « neuro-pouvoir »[11].

Pour Stiegler, placer nos enfants devant un écran détruit leur attention. On y revient !

Il nous explique que l'attention est la combinaison de ce que le philosophe Husserl appelait la rétention, c'est-à-dire la mémoire, et les protentions, c'est-à-dire les projections dans l'avenir et l'imagination. Rétention et protentions peuvent être manipulées et canalisées, voire fabriquées, et c'est précisément l'objet de la publicité.

Lorsqu'elle s'adresse aux enfants dès le premier âge (entre 0 et 5 ans), elle a pour objectif de détourner leur attention spontanée et de capter ce que Freud appelait leur identification primaire, celle qui devrait consister à idéaliser le moi des parents et à faire émerger le surmoi, à commencer à se construire en êtres socialisables. En venant interférer, la télévision empêche le processus de canalisation des pulsions, du « je veux tout, tout de suite », car les pulsions sont une aubaine pour favoriser la consommation.

Nous voulons protéger leurs rêves

« Le cerveau de l'enfant est perpétuellement en train de se désorganiser et réorganiser en fonction des médias à l'intérieur desquels il vit. » Les propos sont de Maryanne Wolf, spécialiste du développement de l'enfant et directrice du Centre de recherche sur la lecture et le langage de l'université Tufts. Elle est l'auteur de *Proust and the Squid*[12], en référence à la façon dont cet animal développe son réseau de neurones. Ce livre n'a malheureusement pas encore été traduit en français[13]. Le risque que pointe Maryanne Wolf, c'est que la pression du marketing sur nos enfants est telle – bombardés qu'ils sont de désirs fabriqués, créateurs de satisfactions éphémères mais encore plus de frustrations accumulées –, qu'ils en arrivent à ne plus rêver ; nous sommes en train de fabriquer une génération désenchantée, encline à toujours plus s'isoler.

Sport et intellect : et si les choses étaient liées ?

Le sport nous rend intelligents, j'en suis depuis toujours convaincu – vous deviez bien vous en douter –, mais certaines convictions ont besoin d'être démontrées.

Le sport muscle le cerveau, ou plutôt le nourrit : nous sécrétons des molécules qui agissent comme un engrais naturel. Résultat : on estime qu'un actif fabrique deux fois plus de neurones qu'un inactif.

Alors, comment notre corps stimule-t-il la croissance de notre cerveau[14] ?

Dès 1960, la neuroanatomiste Marian Diamond étudie les changements survenus dans le cerveau de rats soumis à différents types d'environnement. Elle découvre que des rats disposant d'une multitude d'agrès (échelles, roues, tunnels) et de jouets de toutes sortes développent un cortex plus épais, des neurones plus ramifiés, entourés de vaisseaux sanguins cérébraux plus nombreux que les autres, et qu'ils produisent des concentrations plus élevées de certains neurotransmetteurs (comme l'acétylcholine) ou de certains facteurs de croissance (comme le BDNF, Brain Derived Neutrophic Factor). L'acétylcholine joue un rôle très important dans l'apprentissage et la mémoire. Le BDNF stimule la croissance et le développement cérébral, ce qui nous intéresse car le cerveau d'un enfant est en plein développement.

En 1990, des chercheurs californiens s'aperçoivent que le cerveau des rats élevés dans un « milieu enrichi » produit plus de cellules nerveuses (on appelle ça la neurogenèse), et que, au sein du milieu enrichi, c'est l'exercice sur la fameuse roue qui favorise cette production, avec pour conséquence une réaction en chaîne :

- augmentation du nombre de cellules nerveuses et de leur taille dans l'hippocampe ;
- amélioration de la potentialisation à long terme ;
- hausse des concentrations du facteur de croissance cérébral ;
- meilleur apprentissage ;
- meilleure mémoire.

Nos enfants ne sont pas des rats, me direz-vous. Certes ! Cependant, une étude publiée dans la revue *Pediatrics* en 2014 et réalisée par des chercheurs de l'université de l'Illinois démontre que la pratique d'une activité physique régulière contribue à améliorer les résultats scolaires des enfants.

« Le sport améliore l'intellect chez les enfants » est un programme auquel ont participé 221 écoliers âgés de 7 à 9 ans. En effet, c'est à cet âge-là que les enfants développent leurs capacités de concentration, d'adaptation et de sélection des informations, qui forment ce qu'on appelle la fonction exécutive. Durant neuf mois, la moitié des enfants a pratiqué au moins une heure d'activité physique par jour ; l'autre moitié a suivi un mode de vie habituel. Avant et après l'expérience, le cerveau des enfants a été observé et les scientifiques ont testé leurs aptitudes cognitives.

Résultat : les enfants du groupe ayant pratiqué une activité physique régulière ont vu s'améliorer leur santé physique, mais aussi leurs fonctions exécutives : plus d'attention, plus de facilité pour basculer d'une activité intellectuelle à l'autre, d'une leçon de lecture à un exercice de mathématiques, et ce sans perte de concentration. Chez les enfants du groupe témoin, pas de changement concernant la santé physique et les capacités cognitives, qui se sont développées de manière naturelle, mais à un rythme moins soutenu que chez les enfants de l'autre groupe[15].

Si l'on se réfère à l'une des rares études menées en France sur le sujet[16], seulement 10 % des élèves de primaire pratiqueraient au moins 60 minutes d'exercice par jour. Nous sommes donc très loin du compte.

Sport et grossesse, nous disons oui

Non, il n'est pas dangereux de continuer à faire du sport quand on attend un bébé, au contraire. Une étude publiée en 2008 dans *The American Journal of Epidemiology*[17] démontre même que le sport pendant la grossesse réduit le risque d'accouchement prématuré. On observe une diminution du syndrome abdominal douloureux, qui survient souvent au quatrième mois, une amélioration du retour veineux et du transit, une réduction significative des lombalgies et du risque de diabète gestationnel.

Selon une étude danoise publiée en 2009 dans le *Journal of Clinical Psychatry*, les femmes ayant pratiqué une activité sportive pendant la grossesse seraient moins sujettes que les autres au baby-blues !

Si vous êtes enceinte, je vous conseille bien sûr d'évoquer vos activités sportives avec votre médecin, parce que chaque future maman est unique. Je veux cependant lutter très fermement contre l'idée reçue selon laquelle le sport serait déconseillé pour toutes et par principe.

Pendant la grossesse, on privilégiera une pratique sportive axée sur le plaisir, en aucun cas sur la recherche de performance. On choisira des sports doux, et on évitera les sports à risque (boxe, saut en parachute, ski alpin, pour n'en citer que quelques-uns). La compète de rodéo mécanique entre copines, ce ne sera pas pour tout de suite, mesdames, mais vous trouverez sans peine, jusqu'au huitième mois de grossesse, de quoi vous faire plaisir, à vous et à votre bébé : marche, natation, aquabiking, vélo, vélo elliptique, yoga prénatal, danse classique (en évitant les sauts).

Ce qu'il faut retenir

- Nous ne sommes pas des êtres conçus pour être sédentaires, nous possédons le même patrimoine génétique que nos ancêtres du paléolithique et sommes constitués pour pratiquer une activité physique quotidienne, et cela dès l'enfance.
- L'activité physique favorise la détoxification, donc le traitement de nos déchets par l'activité des reins, du cœur, des poumons, de la peau, de l'intestin.
- Faire pratiquer à nos enfants une ou plusieurs activités physiques les aide à se prémunir contre beaucoup de dégâts et nombre de maladies futures.
- L'éducation par le sport aide à développer une hygiène de vie pour toute la vie.
- La pratique régulière d'une activité physique réduit la part des activités digitales et leurs conséquences négatives, notamment sur l'attention.
- La pratique d'une activité physique favorise le développement des capacités cognitives et agit positivement sur la mémoire, l'agilité cérébrale et la concentration.

Le point de vue du Dr Geberowicz

L'école et le collège sensibilisent les enfants à l'écologie, aux effets du réchauffement climatique, à la mondialisation. Ils sont très sensibles à ces sujets.
Montrez à vos enfants qu'ils peuvent, avec vous, avoir leur rôle à jouer. Comme le fameux colibri qui fait ce qu'il peut, goutte par goutte, pour aider à éteindre l'incendie. Faites-les participer au tri sélectif, par exemple, et amenez-les voir des producteurs proches de chez vous si vous voulez privilégier les circuits courts.

Apprenez à vos enfants à penser global, à agir local. À penser global, à manger local. Ils sont tout à fait capables d'avoir cette prise de conscience citoyenne (et de vous renvoyer à vos contradictions, par la même occasion).
S'il est difficile de leur faire passer les messages de prévention des cancers, les enfants peuvent être initiés aux conduites de bonne santé, en commençant par intégrer les règles dans leur discipline quotidienne, à leur niveau et selon leur âge.
L'adolescence amène les jeunes à chercher les limites et à aller au-delà, à évaluer les transgressions pour comprendre les interdits. S'ils ont, dès leur petite enfance, des règles de bonne conduite sanitaire qui ne sont pas des interdits mais des évidences, ils seront moins tentés de les mettre en défaut.

11

Les fondamentaux pour aller plus loin dans la pratique

Donnons à nos enfants des aliments produits avec amour ! C'est une façon de leur dire « je t'aime ! », et c'est les encourager à aimer à leur tour. C'est leur construire un patrimoine pour les années futures. La nutrition est l'une des bases de la vie et elle joue un rôle fondamental pour, en retour, nous donner santé et goût de… la vie. Ensemble, faisons le premier pas. Privilégions les produits issus de l'agriculture biologique, qui font du bien à nos enfants sans épuiser la planète… et qui ne coûtent pas plus cher dès lors que l'on fait passer la qualité avant la quantité. Créons un cercle vertueux et faisons en sorte qu'il s'élargisse chaque jour un peu plus.

Alors, à vos gants ! À vos tabliers ! Prêts ? Partez !

Des fruits et des légumes pour tous les goûts et les couleurs

Le premier truc consiste à proposer chaque jour à vos enfants un maximum de couleurs différentes. Une couleur, c'est une famille d'antioxydants, mais c'est aussi des teneurs en vitamines et en minéraux différentes. Et puis, et surtout, c'est ludique ! Moi, lorsque j'étais petit, mon assiette de purée se transformait souvent en garage, garage à tout, voitures, avions, motos, je m'inventais des tas d'histoires. Les enfants aiment les couleurs, alors profitons-en et n'arrêtons jamais de jouer !

- **Rouge :** misez sur le poivron, la tomate et les baies, comme la fraise ou la groseille, mais aussi sur la grenade et la betterave. Ils sont riches en flavonoïdes, en lycopène et en pro-anthocyanine. Ces antioxydants réduisent les risques de cancer (prostate), limitent le vieillissement des cellules et boostent le système immunitaire. Saviez-vous que la fraise et le poivron sont plus riches en vitamine C que l'orange ?
- **Orange :** carotte, orange, mangue, potiron, abricot, pêche, maïs… C'est la lutéine et le célèbre bêtacarotène qui ressortent ! Ils jouent un rôle important dans la vision en prévenant de la dégénérescence maculaire. Ils contribuent aussi à avoir une belle peau et nous donnent un beau teint, en été surtout, or se sentir beau rend plus aimable. Ça marche aussi sur les petits !
- **Violet :** la mûre, le cassis, l'aubergine, le chou rouge, l'oignon rouge, la prune, le raisin rouge…

Cette fois-ci, c'est l'anthocyanine qui prédomine, plus de l'acide phénolique (aubergine), ce qui confère à ces végétaux un pouvoir anti-âge et de prévention des maladies cardio-vasculaires.

- **Vert :** l'épinard, les choux comme le chou kale, le chou de Bruxelles ou le brocoli, l'avocat, le kiwi, le céleri et le petit pois… Riches en folates, en chlorophylle et en indole, ils contribuent à maintenir en bonne santé notre matériel génétique et à prévenir l'apparition de cancers. Ils sont aussi très efficaces pour normaliser l'équilibre acido-basique.
- **Blanc :** l'oignon, l'ail, le poireau, le champignon, le chou-fleur… Ils sont riches en allicine. Cette molécule aide à préserver les fonctions cardiaques et améliore la circulation sanguine (ail).

Optez autant que faire se peut pour des versions crues ou peu cuites de ces fruits et de ces légumes, afin de bénéficier au maximum de leurs qualités nutritionnelles.

Recettes salées (légumes)

http://www.charlescuisine.fr/2014/04/09/green-is-good-poelee-de-legumes/

http://www.charlescuisine.fr/2014/11/03/flan-de-tomate-cerise-et-courgette/

Recettes sucrées (fruits)

https://www.academiedugout.fr/recettes/tarte-fraicheur-pasteque-framboises-et-groseilles-blanches_6869_4

http://www.charlescuisine.fr/2016/02/07/recette-de-carpaccio-doranges-a-la-grenade-et-aux-quatre-epices/

Des céréales bio et… des céréales bio !

Que vos céréales soient complètes ou pas, choisissez-les bio sans jamais transiger, les céréales étant en première ligne dans l'usage des pesticides, engrais et autres merveilles de la culture chimique. Variez les plaisirs en proposant à vos enfants d'autres céréales que le riz blanc, les pâtes et la semoule… Sachez qu'il existe leur équivalent en version bien plus saine !

Remplacez :

- le blé par de l'épeautre (pain, grains…) ou du sarrasin (nouilles soba, flocons, crêpes…) ;
- le riz blanc par du riz basmati ou des mélanges de riz avec du riz sauvage ;
- la semoule par du quinoa ou du millet.

En plus d'être plus savoureuses et plus riches d'un point de vue nutritionnel, ces céréales affichent un indice glycémique plus faible : elles fourniront de l'énergie à vos enfants de manière progressive, ce qui se traduira aussi par une concentration accrue en classe, et ailleurs !

Recettes

http://blog.fitnext.com/riz-basmati-shiitakes-sautes-pousses-de-moutarde

Une excellente recette asiatique, riche en aliments nutritifs, tant pour l'organisme que pour la flore intestinale de vos enfants.

http://blog.fitnext.com/courge-butternut-farcie-au-riz-complet-et-graines

Une présentation originale et savoureuse pour faire le plein d'antioxydants et renforcer l'organisme aux premiers jours de l'automne.

Des protéines végétales

Les protéines sont une chaîne de vingt-deux acides aminés, dont huit essentiels qui ne sont pas synthétisés par l'organisme : seule l'alimentation nous les fournit. Les protéines sont des macromolécules qui entrent dans la composition du muscle. Elles servent d'hormones, d'enzymes, et sont également source d'énergie.

Les protéines animales contiennent ces huit acides aminés essentiels, mais les protéines végétales sont parfaitement en mesure de satisfaire nos besoins. On les trouve dans de nombreuses sources, comme :

– les céréales (riz, blé, pâtes, boulgour…) ;
– le soja et ses produits dérivés (tofu, protéines de soja, lait de soja…) ;
– les fruits oléagineux (noix, amandes, noisettes…) ;
– les graines (quinoa, graines germées).

Les légumineuses peuvent également remplacer de façon intéressante les protéines animales. Parmi elles, soja, lentilles, pois chiches, ou encore le haricot rouge, un véritable allié santé : il assure le bon fonctionnement du tube digestif et lutte contre les maladies cardio-vasculaires ; son faible indice glycémique aide également à se protéger du diabète ; riche en magnésium, il permet aussi de soulager la fatigue des muscles endoloris.

Un assortiment d'aliments végétaux au cours de la journée est en mesure de fournir tous les acides aminés essentiels, aussi bien chez l'adulte que chez l'enfant. Chez ces derniers, il favorise l'absorption et l'utilisation appropriées de l'azote, pour une croissance optimale. Cela est rappelé régulièrement par l'Association américaine de diététique, institution indépendante dont les avis font autorité dans le domaine médical, en particulier en matière de nutrition.

On veillera à conserver une place aux œufs et aux laitages (de chèvre ou de brebis) dans l'alimentation de nos enfants, afin d'éviter la moindre carence.

Des recettes riches en protéines et qui apportent tous les acides aminés :

https://www.academiedugout.fr/recettes/nouille-soba-et-macedoine-de-legumes-a-la-sauce-soja_7667_4

Le tofu fournit tous les acides aminés nécessaires au développement structurel chez l'enfant. Ajoutez-le à la sauce, et il disposera de deux aliments fermentés qui préserveront aussi sa flore intestinale.

http://blog.fitnext.com/muesli-coco-sans-gluten

Avec un faible indice glycémique, les flocons de quinoa sont une excellente source de protéines, que des noix viendront compléter. Une touche gourmande et intelligente, qui renforce le petit déjeuner de vos enfants en acides aminés !

Sources (pour rappel des différentes familles d'antioxydants par couleur, et j'en ai ajouté) :

http://www.ohmyfood.fr/couleurs-des-aliments-et-antioxydants

et

http://blog.fitnext.com/

Les jus comme alliés santé

Les fruits et les légumes sont les meilleurs aliments pour assurer une croissance optimale, et les jus réalisés avec un extracteur sont particulièrement appréciés des enfants. D'un seul coup, même des légumes un peu rebutants se transforment en objets de plaisir avec une explosion de saveurs, tout en restant extrêmement digestes.

1. Le jus de carotte crue, ou jus Olaf

C'est une base ! En plus d'être la plus riche source de vitamine A assimilable, ce jus en apporte quantité d'autres (B, C, D, E, G, K). Son apport en minéraux permet de le recommander pour la consolidation et la croissance des os. Il aide aussi à la prévention de toutes les affections des systèmes respiratoire, hépatique et intestinal.

2. Le jus d'épinard, ou jus Popeye

L'épinard est un agent très précieux pour l'entretien du tube digestif, qui constitue en quelque sorte notre deuxième cerveau. Chez l'enfant, ce jus contribue à poser les fondations d'une santé intestinale solide. Il peut être coupé avec du jus d'orange pour atténuer légèrement le goût de l'épinard (comptez par exemple 2 oranges pour 2 poignées d'épinards).

3. Le jus carotte-épinard

Un must pour votre santé et celle de vos enfants ! Les bénéfices de ce jus sont multiples : prévention des risques d'allergies, d'un développement trop important des tissus adipeux, d'anémie, d'amygdalite, de bronchite, de caries… Il est particulièrement efficace pour les adolescents confrontés à des problèmes d'acné, son caractère alcalin se chargeant de traiter l'acidité de l'organisme. Bref, à consommer quotidiennement ! N'hésitez pas à ajouter un fruit, comme la pomme ou l'orange, pour booster les apports en vitamines et accentuer le goût sucré.

4. Le jus de betterave, ou jus de Rose

Lorsqu'on utilise la racine et les fanes, le jus de betterave se révèle très intéressant en favorisant les processus de synthèse des globules rouges. Associé à la carotte et à la pomme, il offre un bon apport en différents minéraux. Il est tout indiqué pour les adolescentes qui cumulent croissance et menstruations, ainsi qu'à tous les enfants dynamiques pratiquant une ou plusieurs activités.

5. Le jus d'orange (et les jus d'agrumes)

Réputé pour sa richesse en vitamines C et B9, ce jus est redoutable pour lutter contre les affections et soutenir les systèmes immunitaire et cardiaque. Une aubaine pour nos enfants très actifs et régulièrement confrontés aux risques de contamination. Sa saveur est connue et particulièrement appréciée des enfants, ce qui permet de l'associer facilement à la carotte, puis progressivement à d'autres légumes.

6. Le jus de pomme, parce que *eat an apple a day keep the doctor away* !

La pomme est riche en quercétine, un antioxydant important pour lutter contre les radicaux libres, une efficacité renforcée par la présence de vitamine C. À cela s'ajoutent des effets antihistaminiques, qui réduisent les effets des affections, des allergies, des démangeaisons. La pomme s'accorde très bien avec tous les types de légumes. Son goût sucré permet de faire passer plus facilement le goût de certains autres jus, comme celui de céleri ou de fenouil.

7. Le jus de concombre, ou jus Casper

Le jus de concombre est probablement l'un des meilleurs diurétiques qui soient, ce qui s'explique par sa forte teneur en potassium. Bien que cet effet ne soit pas de prime abord très important chez l'enfant, il lui permettra néanmoins d'éliminer rapidement les toxines accumulées au cours de la journée. Une consommation régulière de jus de concombre lui sera donc salutaire pour préserver ses fonctions d'élimination. Un autre intérêt de ce jus est sa richesse en silicium. Les propriétés de cet oligoélément sont très favorables pour la croissance de vos enfants : il favorise la pousse des cheveux et stimule la fabrication des fibres de collagène ainsi que la fixation du calcium. Grâce à son goût neutre, le jus de concombre peut être associé à tous les fruits et tous les légumes… Aucune raison alors pour s'en priver !

8. Le jus carotte-betterave-noix de coco

L'ajout de la pulpe fraîche de noix de coco au jus betterave-carotte augmentera d'autant plus ses propriétés constructives. Les proportions pour un apport optimal des différents minéraux : 3 cl de jus de noix de coco, 5 cl de jus de betterave et 15 cl de jus de carotte.

9. Le jus grenade-pomme-céleri

La grenade est riche en glucides, qui fourniront à vos enfants une énergie de qualité. Le céleri, lui, possède une richesse particulière en sodium organique. Rien à voir avec le sel de table, dépourvu de vie et qui durcit vos artères. Sous sa forme organique, le sodium participe à la digestion des aliments et à la prévention de plusieurs troubles, comme l'asthme et les hémorroïdes. En outre, il permet de réguler la température corporelle et d'hydrater l'organisme par temps chaud. Associé aux antioxydants de la pomme et de la grenade, le céleri est donc tout indiqué lors des journées chaudes et actives.

10. Le jus concombre-orange-pomme-épinard-carotte, ou jus quotidien

1 concombre, 1 poignée d'épinards frais, 3 oranges, 3 pommes : voilà devant vous, concentrés en un seul jus, tous les bienfaits des jus obtenus par centrifugation de fruits et de légumes. Le rapport entre les différents ingrédients permet d'obtenir une saveur très agréable, et vos enfants recevront tout ce qu'il leur faut pour bien commencer la journée !

Le point de vue du Dr Geberowicz

Ce livre est dense, rempli d'informations. Celles-ci sont étayées par des références scientifiques qui ne sont pas toutes abordables telles quelles par vos enfants.

Vous êtes l'interface entre le monde et vos enfants. C'est vous qui filtrez, aménagez, mettez en mots accessibles les messages de bonne santé. Et ils vous font confiance, ils vous écoutent, ils vous mettent en défaut, ils vous contredisent. C'est ainsi que se forge leur autonomie, leur esprit critique.

Rappelez-vous que vous voulez des enfants ouverts, pas des enfants soumis.

Faites en sorte, quand vous leur parlez de leur avenir, de celui de la planète et de leur santé, de les responsabiliser, pas de les accabler ou de les déprimer : soulignez ce qui est possible, souhaitable, plaisant, plutôt que ce qui est nuisible, interdit, néfaste. Trop mortel !

Soyez clair sans être pontifiant. Pas d'idéologies, elles enferment et risquent, si vos enfants s'y soumettent, de les exclure des groupes de leurs pairs.

Pour conclure, souvenez-vous de la sagesse de Molière dans *L'Avare* : « Il faut manger pour vivre et non vivre pour manger. »

Choisir son alimentation, arrêter d'empoisonner vos enfants, cela va faire partie de votre mode de vie. Attention, en faire une obsession permanente risque d'être contre-productif pour eux.

Conclusion

Dépression saisonnière

J'aime la presse. C'est une évidence, mais elle est bonne à répéter. Dans une démocratie, les journaux jouent un rôle important – au passage, c'est ce qui fait qu'on aimerait qu'ils restent indépendants ; vous me direz que c'est un autre débat, mais je ne pense pas, on y reviendra. Je disais donc que j'aime la presse ; chaque jour, je lis au moins un quotidien. C'est comme un rituel, même si je me demande si c'est bon pour la préservation de mon moral.

BAYER RACHÈTE MONSANTO.

Le titre s'étale à la une de nos quotidiens et il fait l'ouverture de tous les journaux télévisés. Au moment même où je termine le livre que vous avez entre les mains, les deux géants de l'agrochimie annoncent leurs futures fiançailles pour un budget de... 59 milliards d'euros, plongeant le secteur de l'agrochimie dans une complète ébullition et moi dans une vraie dépression. S'ils réussissent à obtenir le feu vert des autorités de régulation européenne et américaine, les deux monstres contrôleront 24 % du marché des pesticides dans le monde et 30 % des semences. Rien qu'aux États-Unis, ils auront la main sur 70 % des semences de coton.

Les agriculteurs sont les premiers à devoir s'inquiéter. Ils n'auront quasiment plus aucun choix pour l'achat de leurs semences, et ce à des prix en forte hausse alors qu'eux-mêmes vendent leur production à des tarifs toujours plus bas. L'autre grande crainte concerne bien sûr les OGM, dont Monsanto est le champion. Jusqu'à maintenant, l'Europe lui a plutôt résisté. Sous la pression de l'opinion publique, plusieurs gouvernements ont adopté des moratoires pour interdire leur culture et leur consommation par les hommes. La fusion de Monsanto avec l'un des poids lourds de l'économie allemande (qui produit lui aussi des OGM) pourrait changer considérablement la donne : Bayer a l'oreille du gouvernement allemand, et il dispose de nombreux relais d'influence au niveau de l'Union européenne pour faire évoluer la réglementation. Cette perspective, effrayante, réclame de tous les citoyens que nous sommes une extrême vigilance : nous devons nous tenir prêts à la mobilisation.

Comme un arc-en-ciel

Les nouvelles qui nous arrivent du monde ne sont pas tous les jours aussi inquiétantes, heureusement. Il y a des jours où le moral remonte, par exemple avec cet autre titre, lu dans *Libération*[1] :

« Il est impossible d'être assureur et climatosceptique. »

Sylvain Vanston, en charge de la responsabilité d'entreprise chez Axa, explique au journal pourquoi son groupe a cédé 1,8 milliard d'actifs liés au tabac et s'est en partie désinvesti, en 2015, du secteur du charbon. En outre, avec cent vingt-neuf autres investisseurs institutionnels, Axa appelle les dirigeants des pays du G20 à ratifier l'accord de Paris sur le climat et à accélérer la transition énergétique. Il boude les entreprises productrices d'armes controversées (mines antipersonnel et bombes à sous-munitions) ou certaines sociétés produisant de l'huile de palme.

La stratégie d'Axa est tout autant économique qu'éthique, et c'est ce qui la rend particulièrement intéressante. L'assureur est parti du constat qu'investir dans le tabac faisait peser un risque pour sa réputation (même si aucune ONG ni aucun client ne l'avaient jamais interpellé). De là, l'entreprise est arrivée au constat que sa stratégie santé était de plus en plus axée sur la prévention des maladies chroniques non transmissibles, dont le tabac est une cause majeure.

Après le tabac, Axa envisage de se désengager d'autres industries nocives pour la santé, même si les choses s'annoncent plus lentes et plus compliquées. Concernant le charbon ou le diesel, et malgré l'éclatement du scandale Volkswagen, le groupe n'est pas sorti de ces industries, car il estime que nous avons besoin des énergéticiens et des constructeurs automobiles pour assurer la transition énergétique et créer les technologies propres de demain.

Sur l'huile de palme, Axa s'est désengagée de certaines sociétés traînant de grosses casseroles, et le groupe s'attache à faire vérifier les pratiques des sociétés dans lesquelles il investit.

Cette prise de conscience d'un aussi gros investisseur institutionnel n'est pas une chose à prendre à la légère. Pour un groupe comme Axa, les dangers climatiques représentent déjà environ 15 % des risques en assurance dommages au niveau mondial. Et, avec le changement climatique, les catastrophes naturelles gagnent en fréquence et en intensité. Pour le groupe, il semble clair qu'un monde à + 2 °C sera assurable, quoiqu'un peu plus cher, alors qu'un monde à + 4 °C ne le sera plus vraiment. Les assureurs sont aux premières loges du changement climatique, et c'est ce qui fait dire à Sylvain Vanston qu'il est impossible d'être assureur et climatosceptique.

Et l'alimentation me direz-vous ? Eh bien, l'alcool, le fast-food, le sucre sont des sujets qui seront apparemment mis à l'étude par Axa, annonçant peut-être d'autres désengagements. Comme pour le tabac, il devient en effet de plus en plus clair qu'investir dans ces secteurs tout en vendant des produits d'assurance santé est devenu une véritable anomalie.

Work but progress !

Je ne suis pas un gourou, et un exemple encore moins. Je pose des questions, je lance des alertes, j'amène les gens à s'interroger à leur tour, mais je suis comme la plupart d'entre vous. Doué pour guérir les autres, je suis moi-même un *work in progress*, en lutte contre mon héritage et ces maudits circuits imprimés où nous sommes programmés. Je fais partie de « ces gens-là », comme disait Brel : il y a beaucoup de choses que je prône et que j'ai du mal à faire, tout comme vous. Mon rapport à la consommation est fragile, paradoxal, contradictoire aussi. Le vôtre aussi peut-être. J'essaie beaucoup, j'échoue souvent, je réessaie parfois, et il m'arrive heureusement de réussir, comme vous.

Si nous décidons maintenant, chacun et ensemble, de vivre autrement, de construire autre chose, nous donnerons la chance à nos enfants de pouvoir faire un monde à leur image, un monde plus beau et surtout bien vivant. Faisons-le pour eux, mais aussi pour nous. Et soyons sûrs qu'alors ils le feront aussi pour leurs propres enfants. Et leurs enfants. Et ainsi de suite. Nous sommes partis !

Remerciements

Dans le désordre, mais avec la même tendresse, merci à ma Kristel, qui n'est plus là mais qui reste ma première lectrice et correctrice, à Céline, mon associée, qui me conseille toujours si justement, à Élodie Frégé, pour m'avoir présenté Alexandra, dont la dévotion et le monstrueux travail de recherche m'ont été si précieux, au Dr Geberowicz, à François Paoletti, mon Bouddha protecteur et correcteur, à Suyapa, Marion et Jean-Louis, mes éditeurs, qui acceptent toujours de me soutenir malgré mes engagements musclés et risqués… à toute la communauté Fitnext, qui me suit et qui, au quotidien, se bat pour changer les choses et construire un monde meilleur. Merci à mes meilleurs amis, Éric Beische, Fred Taddeï et Stéven Le Hyaric de m'avoir soutenu de manière indéfectible pour traverser la « saison en enfer » qui a suivi ma rupture avec l'amour de ma vie.

Je ne vais pas plus loin, même s'il y en a tellement qui comptent et me soutiennent…

Merci, le combat ne fait que commencer !

Et, pour reprendre mon défunt frère Pierre-Henri : en avant !

Notes

Introduction

1. http://www.lemonde.fr/societe/article/2016/01/19/l-esperance-de-vie-en-france-recule-pour-la-premiere-fois-depuis-1969_4849747_3224.html

1.
Un autre monde est possible

1. *Le Temps de cerveau disponible*, docu France 2, 2010, J.R. Viallet & C. Nick.

2. Lire notamment *L'Homme neuronal*, Fayard, 1983.

3. Pour en savoir plus : http://www.maxisciences.com/cerveau/le-cerveau-un-organe-que-l-039-homme-passe-15-ans-a-construire_art17802.html (© Gentside Découverte).

4. "Parental olfactory experience influences behavior and neural structure in subsequent generations", Brian G. Dias, Kerry J. Ressler, *Nature Neuroscience*, december 2013.

5. *Demain*, https://www.demain-lefilm.com.

Demain, Actes Sud Junior et l'Amandier, 2015 (livre-CD).

Pierre Rabhi, semeur d'espoirs ; entretiens, Olivier Le Naire, Domaine du possible, Actes Sud, Colibris, 2013.

Demain, un nouveau monde en marche, Cyril Dion, Domaine du possible et Actes Sud, 2015.

6. Source : ESCAPAD 2011 et 2014 ; OFDT.

http://www.espad.org/Uploads/ESPAD_reports/2011/The_2011_ESPAD_Report_FULL_2012_10_29.pdf ; http://www.ofdt.fr/BDD/publications/docs/eftxmmw5.pdf

7. Albert Jacquard : https://www.youtube.com/watch?v=9v9updAv018

Réinventons l'humanité, Albert Jacquard et Hélène Amblard, Sang de la terre, 2014.

À toi qui n'es pas encore né(e), Albert Jacquard, Calmann-Lévy, 1999.

2.
L'avenir d'une civilisation tient dans le ventre de ses enfants

1. https://www.franceinter.fr/emissions/le-debat-de-midi/le-debat-de-midi-21-juillet-2016

2. Un facteur de stress violent peut nous amener sur le trône en quelques secondes.

3. Arte, janvier 2014.

4. Institut des maladies de l'appareil digestif, INSERM.

5. *Les bactéries, des amies qui vous veulent du bien,* Gabriel Perlemuter et Anne-Marie Cassard, Solar, 2016 ; Pocket, n° 16831.

6. *Comment naissent les maladies... et que faire pour rester en bonne santé*, Pr Dominique Belpomme, Des liens qui libèrent, 2016.

https://www.youtube.com/watch?v=N1bhxYnT7P0 Docu ARTE. L'autisme et la piste microbienne.

http://future.arte.tv/fr/lenigme-de-lautisme/des-bacteries-lorigine-de-lautisme

7. *Le Ventre, notre deuxième cerveau*, documentaire par Cécile Denjean, Arte, janvier 2014.

8. Détail des expériences de Stephen Collins sur http://www.lemonde.fr/sciences/article/2012/02/23/flore-intestinale-le-cerveau-sous-influence_1674270_1650684.html

3.
Main basse sur leurs assiettes, le grand hold-up du siècle

1. Éditions LLL, avril 2016.

2. *L'Alimentation Fitnext*, Erwann Menthéour, Solar, 2015 ; Pocket, n° 16868.

3. Source INSEE, p2 {http://www.insee.fr/fr/ffc/ipweb/ip/ip1201/ip1201.pdf} ; « La population de la France, une croissance sans précédent depuis 1946 », Fabienne Daguet, INSEE, ministère de l'Agriculture {http://agriculture.gouv.fr/combien-y-a-t-il-d-agriculteur-en-France}.

4. Calmann-Lévy, 2014.

5. Pour aller plus loin :

http://www.lyoncapitale.fr/Journal/Communs/Univers/A-table/Actualite/Innovation-conso/Sel-sucre-gras-comment-ils-nous-ont-rendus-accro

http://www.atlantico.fr/decryptage/sucre-methode-secrete-industriels-pour-creer-envie-chez-consommateur-calmann-levy-michael-moss-sucre-sel-et-matieres-grasses-1748027.html

6. *La Méthode Fitnext*, Erwann Menthéour, Solar, 2014.

7. Lesser LI, Ebbeling CB, Goozner M, Wypij D, Ludwig DS. Relationship between funding source and conclusion among nutrition-related scientific articles. *PLoS Med* 2007 Jan; 4(1):e5

4.
Détournement de mineurs : le sucre en garde à vue !

1. « La vente du sucre par les apothicaires et les épiciers parisiens au XVIIe siècle », Christian Warolin, *Revue d'histoire de la pharmacie*, 87e année, n° 322, 1999.

2. Organisation mondiale de la santé, « Obésité et surpoids », aide-mémoire n° 311.

3. Étude récente du McKingsey Global Institute – MGI "Overcoming obesity! An initial economic analysis", 11/2014, http://www.mckingsey.com/insights/economic_studies/how_the_word_could_better_fight_obesity

4. Enquêtes ObÉpi Roche 2012, « Enquête épidémiologique nationale sur le surpoids et l'obésité », INSERM/TNS, healthcare, Kantar Health/Roche.

5. Pour aller plus loin, vous pouvez vous référer au livre du professeur Dominique Belpomme, *Comment naissent les maladies*, LLL, 2016.

6. Les amateurs de grands frissons peuvent consulter, sur le site de l'OMS, l'article "Global health risks: Mortality and burden of disease attributable to selected major risk", Geneva, WHO, 2009 ; Centre des médias, Diabète, aide-mémoire n° 312, disponible sur le site http://www.who.int/mediacentre/factsheets/fs312/en/

7. Si vous souhaitez approfondir, je vous conseille vivement *Anticancer*, le livre de David Servan-Schreiber, Pocket, n° 13735.

5.
Dire toute la vérité sur le gluten, je le jure !

1. *60 millions de consommateurs,* dossier spécial, février 2016 ; chiffres de l'AFDIAG (Association française des intolérants au gluten).

2. *Paléobiotique ; la méthode Marion Kaplan*, Thierry Souccar Éditions, 2015.

3. Karl Reichelt *et al.*, 1990 : "Gluten, milk, proteins and autism: dietary intervention effects on behaviour and peptide secretion", *J. Appl. Nutr*, 42 (1) 1-11.

4. http://www7.inra.fr/dpenv/pdf/bonjed21.pdf
http://www.snv.jussieu.fr/bmedia/blepain/1ble/12orig/origine.htm

5. Dans un hors-série de la revue *Sport & Vie* (n° 42, été 2015).

6. http://jardincomestible.fr/videos/portrait-dun-paysan-boulanger-nicolas-supiot/

6.
Amis du lait, peut-être, mais pour la vie, non merci !

1. *Lait, mensonges et propagande*, préface du Pr Henri Joyeux, Thierry Souccar Éditions, 2007 et 2008.

2. Étude des infirmières et étude de suivi des professionnels de santé.

3. Feskanich D, Bischoff-Ferrari HA, Frazier AL, Willett WC. “Milk ConsumptionDuring Teenage Years and Risk of Hip Fractures in Older Adults”. *JAMA Pediatr.* 2013 nov. 18.

4. http://www.bmj.com/content/349/bmj.g6015

5. http://www.lanutrition.fr/les-news/plus-de-fractures-et-plus-de-deces-quand-on-boit-du-lait.html

6. *Paléobiothique ; la méthode Marion Kaplan*, Marion Kaplan, Thierry Souccar Éditions, 2015.

7.
Les enfants malades de la viande, petits contes d'une folie ordinaire

1. *Et si on arrêtait de se mentir*, Erwann Menthéour, Solar, 2013, Pocket, n° 16067.

2. Pour aller plus loin, lire *Le Rapport Campbell,* T. Colin Campbell et Thomas M. Campbell, Ariane, 2008.

3. *JAMA International Medecine* online June 3, 2013.
doi: 10.1001/jamainternmed.2013.6473
Vegetarian Dietary Patterns and Mortality in Adventist Health Study 2.

4. http://www.alternativesante.fr/vegetarisme/vegetalisme-faut-il-etre-fou

5. Vogiatzoglou A, Smith AD, Nurk E, et al. “Dietary sources of vitamin B-12 and their association with plasma vitamin B-12 concentrations in the general population: the Hordaland Homocysteine Study”. *Am J Clin Nutr* 2009; 89:1078–87.

6. Tucker KL, Rich S, Rosenberg I, et al. “Plasma vitamin B-12 concentrations relate to intake source in the Framingham Offspring study”. *Am J Clin Nutr* 2000; 71:514–22.

7. http://web.archive.org/web/20040623174915/http://www.who.int/archives/inf-pr-1997/fr/cp97-73.html

8. http://web.archive.org/web/20010810094752/http://stars.coe.fr/doc/doc99/FDOC8591.HTM

9. Pour aller plus loin sur l'antibiorésistance et l'emploi des antibiotiques dans l'élevage, vous pouvez consulter le document

de l'INRA suivant, en ligne : http://wcentre.tours.inra.fr/urbase/internet/resultats/antibioresistance/antibio.htm

10. http://lexpansion.lexpress.fr/actualite-economique/les-animaux-d-elevage-francais-gaves-de-soja-ogm-importe_1383879.html

11. L'origine du lait et de la viande devra figurer sur les aliments transformés dès 2017, *Le Monde*, 21 août 2016.

12. *Antispéciste ; réconcilier l'humain, l'animal, la nature*, Aymeric Caron, Don Quichotte, 2016.

8.
Cancers tombés du ciel et autres joyeusetés

1. *Nos enfants nous accuseront*, J+B Séquences, 2008.

2. *Nos enfants nous accuseront*, Jean-Paul Jaud, J+B Séquences, 2008.

3. *Comment naissent les maladies… et que faire pour rester en bonne santé*, Pr Dominique Belpomme, LLL, 2016.

4. *Guérir du cancer ou s'en protéger*, Pr Dominique Belpomme, Fayard, 2005.

5. Si vous souhaitez approfondir, je vous conseille vivement *Anticancer*, le livre de David Servan-Schreiber, *op. cit.*

6. Belpomme D, Irigaray P, Sasco Aj, Newby JA, Howard V, Clapp R, Hardell L, "The growing incidence of cancer: role of lifestyle and screening detection", *Int J Oncol.* 2007 May; 30 (5):1037-49.

Belpomme D, Irigay P, Hardell L, Clapp R, Montagnier L, Epstein S, Sasco AJ, "The multitude and diversity of environmental carcinogen", *Eviron Res.* 2007 Nov; 105 (3):414-29.

Irigay J, Newby JA, Clapp R, Hardell L, Howard V, Montagnier L, Epstein S, Belpomme D, "Lifestyle-related factors and environmental agents causing cancer: an overview", *Biomed Pharmacother*, 2007 Dec; 61 (10):640-58.

7. Wu S, Powers S, Zhu W, Hannun YA "Substancial contribution of extrinsik risk factor to cancer development." *Nature*, 2016, January 7; 529:43-47.

8. Étude McKingsey Global Institute "Overcoming obesity! An initial economic analysis", Nov 2014.

9. Scinicariallo F1, Buser MC, "Urinary Polycyclic Aromatic Hydrocarbons and Childhood Obesity: NHANES (2001-1006)", *Environ Health Perspect.* 2014 Mar; 122 (3):299-303.

10. Rundle A, Hoepner L, Hassoun A, Oberfield S, Freyer G, et *al.* "Association of childhood obesity with maternal exposure to ambient air polycyclic aromatic hydrocarbon during pregnancy", *Am J Epidemiol.* 2012 Jun 1; 175 (11):1163-72.

11. Selon l'OMS, le taux d'incidence des démences serait de 7,7 millions de cas par an dans le monde, et la prévalence atteindrait 35,6 millions de personnes, dont 60 à 70 % seraient atteintes de la maladie d'Alzheimer.

12. Yokel RA, "Blood-Brain barrier flux of aluminium, manganese, iron, and other metal suspected to contribute to metal-induced neurodegeneration", *J Alzheimer Dis.* 2006, 10:223-253

Jomova K, Vondrakova D, Lawson M, Valko M, "Metals, oxidative stress and neurdegenerative disorder", Mol Cell Biochem. 2010; Dec; 345 (1-2):91-104.

13. Ehmann WD, Markesbery WR, Alauddin M, Hossain TI, Brubaker EH. "Brain trace elements in Alzheimer's disease", *Neurotoxicology* 1986 Spring; 7 (1):195-2016.

14. Santini R, Couton C, Deschaux P, Thouvenot J. « Potentialité mutagène et cancérigène des micro-ondes », *La Presse médicale*, 28 janvier 1984, 13, n° 3.

Santini R., "Why to apply the precautionary principle against mobile phone base stations", *National Institute of Applied Sciences* (INSA). June 2004.

Santini R, Santini P, Le Ruz P, Danze JM, Seigne M, « Enquête sur la santé des riverains de stations relais de téléphonie mobile : I/ Incidences de la distance et du sexe », Pathol Biol. 2002 & "Symptoms experienced by people in vicinity of base stations: II/ Incidences of age, duration of explosure, location of subjects in relation to the antennas and other electromagnetic factors", Pathol Biol, (Paris) 2003.

15. *Comment naissent les maladies*, Dominique Belpomme, LLL, 2016.

16. BioInitiative Report : a rational for a biologically based public health exposure standard for electromagnetic fields (ELF and RF), 31-8-2007, rapport mis à jour en 2012, disponible sur le site www.bioinitiative.org.

17. *Comment naissent les maladies*, Dominique Belpomme, LLL, 2016.

9.
Manger bio : pourquoi, mais surtout comment ?

1. Solar, 2015.

2. Un site Internet vous permet de retrouvez toutes les AMAP situées près de chez vous : http://www.reseau-amap.org

Aussi, le site de la Cigogne livre directement du producteur à votre domicile, en vacances ou chez des amis : http://www.la-cigogne.fr

3. Pour aller plus loin, je vous invite à consulter les sites et pages Facebook des associations :

http://lesincroyablescomestibles.fr/france/

http://paris.lesincroyablescomestibles.fr

https://www.facebook.com/Incroyables-Comestibles-Paris-122467857901658/

4. J.P. Thyssen et al. “Chromium in leather footwear – riskassessment of chromium allergy and dermatisis”, *Contatc Dermatisis*, 2012.

10.
Le sport en antidote à la surexposition numérique

1. *Paléofit*, Fabrice Kuhn, Thierry Souccar Éditions, 2015.

2. Guvern M, Kaplan H. “Longevity among hunter-gatherers: a cross-cultural examination”. *Population and Development Review.* 2007. 33:321-365.

3. Sarna S et AL. “Increased life expectancy of world class male athletes”. *Med Sci Sport Exerc.* 1993 feb; 25 (2):237-44.

Reimers CD, Knapp G, Reimers AK. “Does physical Activity Increase Life Expectancy?” *A Review of Literature.* J. Aging Res. 2012; 2012:243958.

Chakravarty EF et AL. “Reduced disability and mortality among aging runners: a 21-year longitudinal Study”. Arch Intern Med. 2008; 168 (15):1638-1646.

4. Idem, “Ibidem”.

5. Idem, “Ibidem”.

6. Idem, “Ibidem”.

7. *La Méthode Fitnext d’Erwann Menthéour*, E. Menthéour, Solar, 2011.

8. Kaufman G., Flanagan M. Proceedings of the 2016 CHI conference on human factors in computing systems, à paraître. > Source *Cerveau & Psycho*, n° 79, juillet-août 2016.

9. *Comment naissent les maladies*, Pr D. Belpomme, LLL.

10. France 2, 2010.

11. « Le massacre des innocents 2.0 : pharmacologie des écrans, analyse de leurs pouvoirs à la fois toxiques et curatifs », intervention de Bernard Stiegler à la mairie du 19e arrondissement en ouverture du colloque « Les enfants face aux écrans », 30 avril 2014.

12. *Squid* : « calamar », en anglais.

13. Pour aller plus loin, vous pouvez consulter l’article du blog du magazine *Le Monde* en ligne : http://internetactu.blog.lemonde.fr/2013/01/11/notre-cerveau-a-lheure-des-nouvelles-lectures/

14. *Cerveau & Psycho*, n° 79, juillet-août 2016.

15. http://sante.lefigaro.fr/actualite/2014/10/31/22989-sport-booste-cerveau-enfants

16. http://sante.lefigaro.fr/actualite/2010/07/05/10316-petits-francais-ne-font-pas-assez-dexercice-physique?position=3 & keyword = villeneuve+d % 27ascq

http://www.sports.gouv.fr/IMG/pdf/1-inserm.pdf > rapport de l’INSERM 2007.

17. Mette Juhl, Per Kragh Andersen, Jørn Olsen, Mia Madsen, Tina Jørgensen, Ellen Aagaard Nøhr and Anne-Marie Nybo Andersen. Physical Exercise during Pregnancy and the Risk of Preterm Birth: A Study within the Danish National Birth Cohort, Fev 2008.

Conclusion

1. Par Coralie Schaub, 2 septembre 2016.

Table des matières

POCKET N° 16515

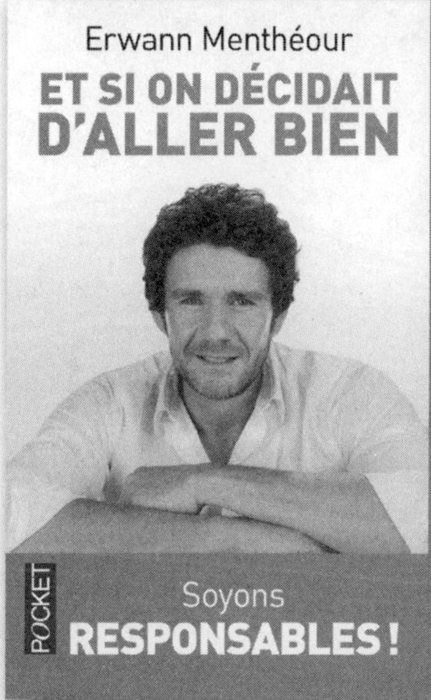

On ne pourra plus jamais dire qu'on ne sait pas comment s'y prendre pour aller bien !

Erwann
MENTHÉOUR
ET SI ON DÉCIDAIT D'ALLER BIEN

Avec Erwann Menthéour, partez à la rencontre de sociologues, philosophes, politiques, médecins, agriculteurs et découvrez comment, à coups de techniques marketing et parfois avec la complicité de la « Science », certains lobbies cultivent notre ignorance et notre servitude volontaire.
Et si on décidait d'aller bien en reprenant le contrôle de nos vies et de notre santé, en adoptant des initiatives solidaires, écologiques et alternatives ?

Retrouvez toute l'actualité de Pocket sur :
www.pocket.fr

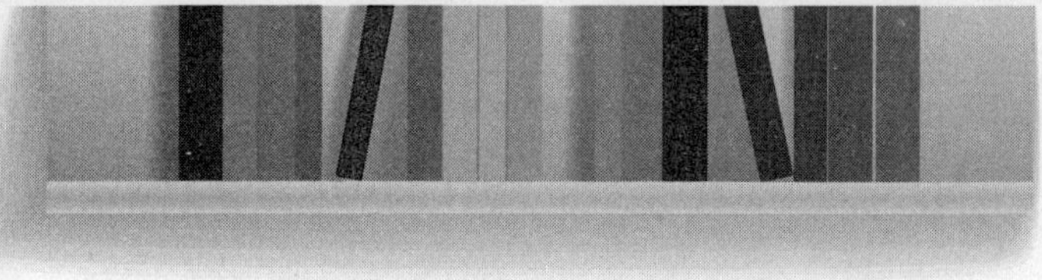

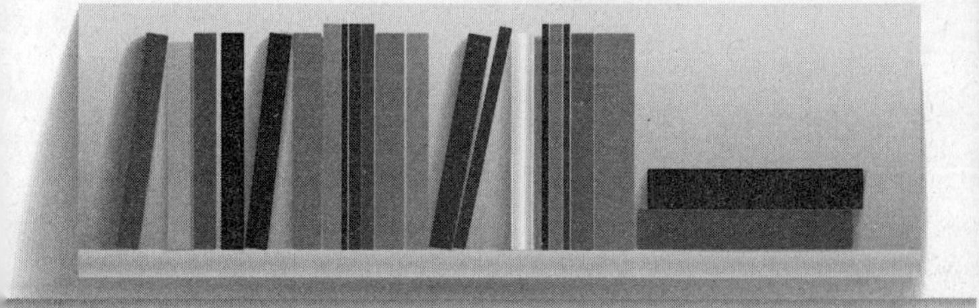

Composition et mise en pages
Nord Compo à Villeneuve-d'Ascq

Imprimé en Espagne par
Liberdúplex
à Sant Llorenç d'Hortons (Barcelone)
en mars 2018

POCKET – 12, avenue d'Italie – 75627 Paris Cedex 13